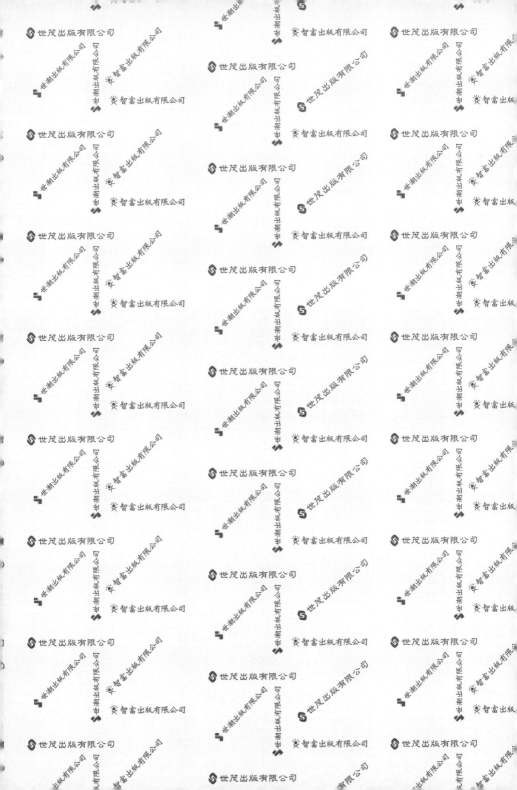

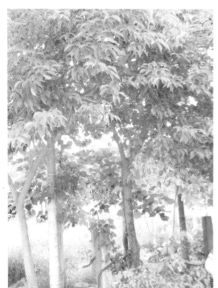
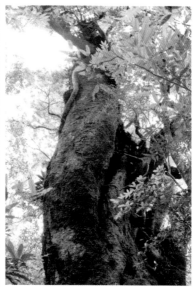

圖一：台灣國寶 ── 牛樟樹

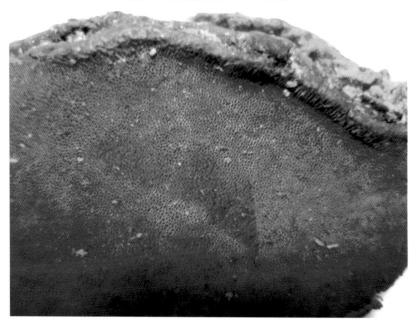

圖二：邊緣反卷，菌肉質地柔軟而鬆脆，上面佈滿菌孔的牛樟芝子實體

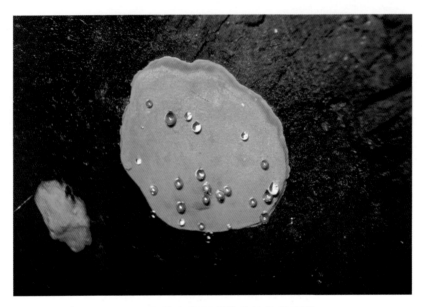

圖三：生長中的圓形狀牛樟芝子實體

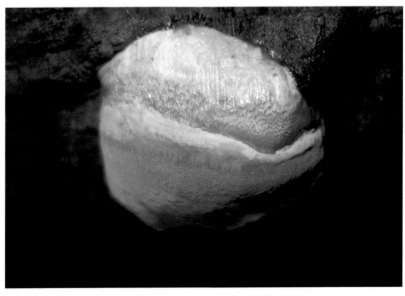

圖四：生長中的球形鐘乳狀牛樟芝子實體

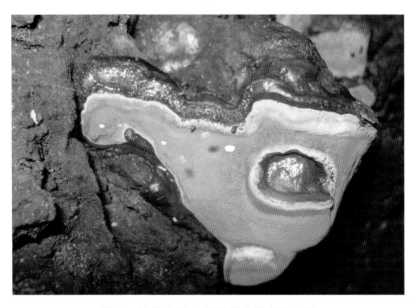

圖六：生長中的多層塔狀牛樟芝子實體

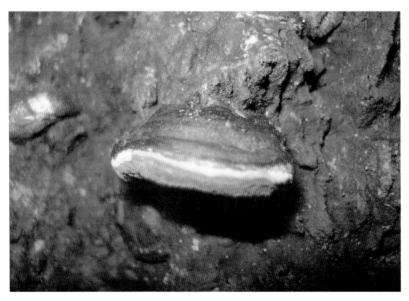

圖五：生長中的馬蹄狀牛樟芝子實體

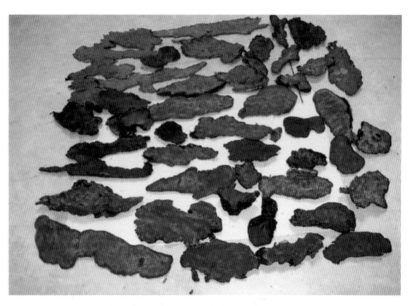

圖七：平板薄片狀牛樟芝子實體（劉正興先生提供）

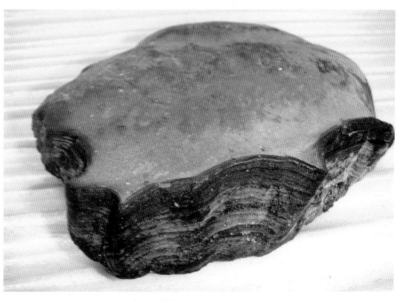

圖八：多層狀站菇（劉正興先生提供）

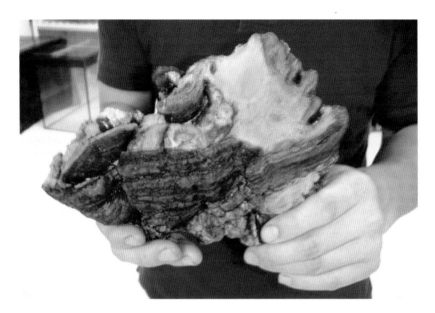

圖九：多層狀塔形粒仔菇（劉正興先生提供）

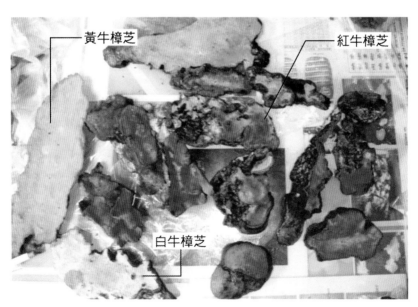

黃牛樟芝　　　　　　　　　　　　　　紅牛樟芝

白牛樟芝

圖十：各種顏色的牛樟芝（劉正興先生提供）

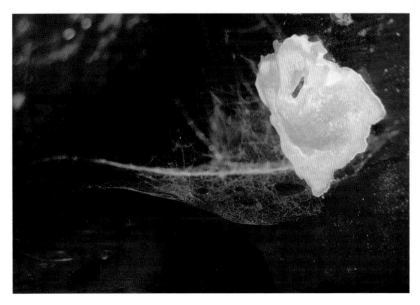

圖二十一：護衛著生長中菇體的蜘蛛網

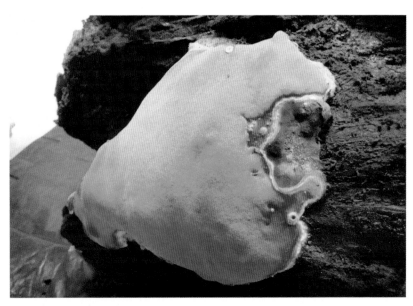

圖二十二：生長於「菌木上」之牛樟芝子實體（劉正興先生提供）

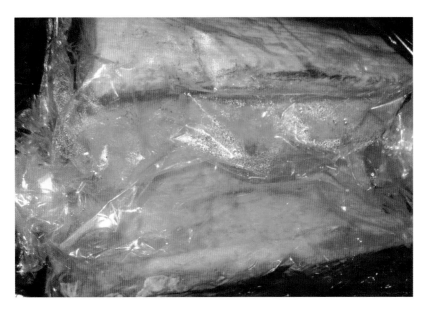

圖二十三：生長於人工植菌之「非菌木」上的牛樟芝菌膜

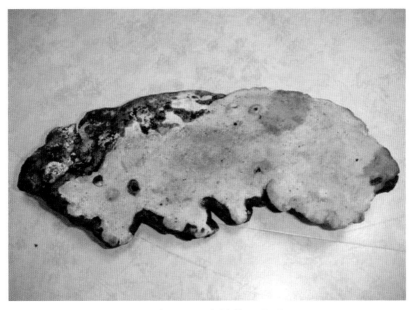

圖二十四：白牛樟芝子實體

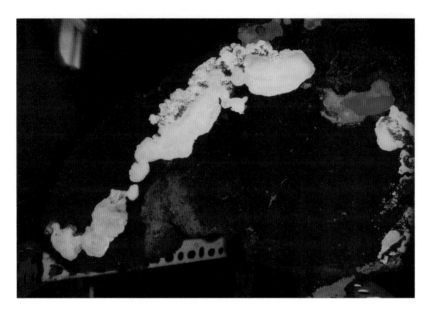

圖二十五：生長於牛樟段木上的「白樟芝」

作　者　簡　介

李順來 博士
英國伯明翰大學（University of Birmingham）生化工程博士

曾任
- 中國化學製藥公司關係企業 中化合成生技股份有限公司
  生物科技研究所所長
- 南台科技大學 生物科技系所
  創系主任及所長
- 南台科技大學「生技產品試量產暨產品功能性評估
  技術研發中心」主任

現任
- 南台科技大學生物科技系所助理教授

台灣國寶
牛樟芝

李順來博士 著

台灣特有種牛樟芝，比起靈芝、桑黃，腫瘤治療更明確
有效，研究數據已證實，能大幅提高腫瘤治療的效果。

　　牛樟芝（*Antrodia camphorata*）公開問世的時間雖只有十餘年，但它創下了幾項空前的紀錄，如治癒最多的末期腫瘤患者，與子實體數量最稀少的野生藥用真菌；目前已知價格最為昂貴的天然中草藥；獨此一家（千年老店）的台灣特有種（寄主牛樟木也是別無分號）等。因此本書作者以『牛樟芝傳奇』來為題，正道出了牛樟芝是「台灣森林中的紅寶石」，特別是牛樟芝生合成中的二次代謝產物，如一些的特殊萜類化合物，更是生技明星產業——製藥工業眼中的「無價瑰寶」，未來有機會可媲美知名抗癌藥Paclitaxel（太平洋紫杉醇），具有千億產值之潛力。

　　本書與先前出版的牛樟芝專書最大的不同處在於，作者對於牛樟芝的活性成分及療效功能，引用了許多最新的國際科學期刊與學術論文，以科學的研究數據來架構其論述基礎，再佐以演繹推論的思維與辨證求實的態度，提出其新的獨到見解。

　　文中提到的菌種篩選，發酵培養至植菌技術等人工培

育技術，皆以其自身多年累積的生化工程經驗（曾擔任中化合成生技公司研究所所長）與多項創新技術來鋪陳牛樟芝的「生技加工」。對於牛樟芝的指標成分分析，當中也不乏作者這些年來對牛樟芝的生物代謝途徑之研究心得，其中有關牛樟芝活性三萜類的代謝調控與提高合成產率等製程策略，是本書中最為精闢且前所未有的「產業革命」。這些成果都已陸續發表在作者的研究生論文與知名生技醫藥期刊。

值得一提的是，作者為了一探「牛樟芝之王」——白牛樟芝之神秘面紗，歷經多年迄而不捨的「明察暗訪」，最後遇見了「阿興」，感動了他免費提供樣品，更證實了白牛樟芝相較於紅牛樟芝有較多的活性次級代謝物，進而提高了腫瘤治療的效果。相信這些新發現，將為日後研究牛樟芝有效成份及相關安全性試驗，開闢了一個新的研究領域與產品標準規範之參考依據。

難能可貴的是，作者對於牛樟芝產業的未來提出了幾點發人省思的看法——例如以投入非牛樟木的植菌與栽培技術，提升段木栽培及子實體培育技術，來取代牛樟木的復育工作，以及建立牛樟芝培育的GAP標準及產品品質認證標準（包括子實體及人工培養的菌絲體），以期多元化發展牛樟芝產品的生產履歷。

本書的另一特色是，作者以中醫學的理論，深入淺出地

分析，牛樟芝中三萜類與多醣體，在臨床上可能產生的藥理機制與副作用，提醒消費大眾如何正確使用牛樟芝，不再重蹈先前「巴西蘑菇」中毒事件之憾。

　　縱觀中國的「冬蟲夏草」，韓國的「高麗人參」及日本的「桑黃」都曾以「股王」的姿態，在保健食品的市場上獨領風騷多年，台灣的牛樟芝不僅是「傳奇」，更是「國寶」，期待不久的將來，牛樟芝會再創生技製藥產業的另一個傳奇。

褚俊傑博士
南台科技大學 生物科技系暨研究所　副教授
2009.8.5 於台南

| 推薦序二 |

　　台灣國寶牛樟芝的神奇效用在民間流傳已久，由於牛樟芝的數量稀少，早期知名度並不高，但知道或使用過的人，都給予相當高的評價。民間流傳在改善惡性腫瘤上似乎特別有效，也引起學者的重視，而有後來一系列針對抗腫瘤的研究報告，希望有朝一日能達成目標。

　　在很多使用者的口耳相傳下，也延伸出不同的食用方法，只是過去並無詳細文獻資料，造成食用樟芝時，有些重要成份無形中被浪費掉，這是非常可惜的，在本書中有針對食用樟芝的正確方法可供參考。

　　由於生物科技的發展，與學術界的學者專家們紛紛投入牛樟芝的研究，還有政府針對研究的輔助，使牛樟芝的應用得到更詳細的實驗數據與成果，都讓牛樟芝的神秘面紗，漸漸得到合理化的解釋，也因此需要更深入研究實驗，讓牛樟芝的應用更廣，成為真正的台灣國寶。

　　與李順來博士的相遇，相談甚歡，其學術上的豐富，讓我對牛樟芝有更深一層的認識，經由他的深入研究，有很多

訊息，使我茅塞頓開，知道如何加強運用牛樟芝，來得到最佳效果，李順來博士的文章中，將牛樟芝各年齡層的特有成份，與成份轉變組成架構解釋的相當清楚。

牛樟段木植菌研究與培育方法，更是讓人嘆為觀止，把植物在大自然環境變遷特性與危機意識所演化的過程，進而轉換的特殊成份，詳細說明，著實讓讀者獲益良多。

另外對於「夢幻藥王」白樟芝的發現與研究，是目前學術界首開先例的發表，實屬難得，研究期間花費的心血，更是外界無法想像的，不過對於一位長期專注於研究的學者來說，這一切都是值得的。

劉正興

宸圃生物科技

2009.8.1 於高雄

| 自序 |

　　剛從國外回來時，就如同每一位投身醫學領域的研究者一般，內心一直懷抱著一個夢想：「開發一個可以解救人類疾苦的新藥」。曾經在主流藥廠中擔負起新藥開發的工作，一眨眼間，十年過去了，新的藥並沒有開發出來，但夢已慢慢甦醒，原來對自己而言，這只是一個遙不可及的夢想。五年間經歷過兩次喪親之痛，望著與死神奮戰中的至親，心中只有感到羞愧與無助，羞愧的是，儘管讀遍所有醫學書籍，但連自己的親人都幫不了；無助的是難道醫學發達的今天，醫護人員就只能以口頭安慰來幫助絕望中的親屬嗎？就在父親的病床前，有一個朋友告訴我們一則「神明菇的傳奇故事」。

　　故事的內容大概是這樣 —— 日據時代，有一戶篤信佛教的人家，這戶人家住在山上以務農為生。有一天家中的老父親到山中撿到一塊人形大的廢棄木頭，外表雖有些腐朽，但拿在手上份量很重，老父親感覺這應是一塊上好木頭，而且外型酷似平日膜拜的觀世音，於是就把木頭帶回家，略為處

理後當成觀世音菩薩膜拜。由於神像太大，只能直接放置在神明廳的地上前每天禮拜。幾年後老人生了重病，家人並不知老人到底得了什麼病，也沒錢看醫生，只能每天勤加膜拜觀世音，祈求祂的庇佑，讓老人趕快好起來。

日子一天一天過去了，老人身形愈來愈消瘦，但肚子卻愈來愈大。那一年的夏天雨水特別多，他們家的屋瓦曾被強風吹走一大塊沒錢修補，雨水直接灌到屋裡。有一天來了個颱風，為了怕神像淋到雨，家人就想把神像移開，就在移動神像的時候，家人發現在神像的背後竟然長出一大片紅紅的菇體，聞起來有濃濃的香味，嚐起來味道極苦。家人篤信佛教，雖然不知那是什麼東西，但因是從觀世音神像長出來的，因此他們堅信這是菩薩賜給老人的藥，家人虔誠的拜完菩薩之後，就將菇體採下熬煮成茶餵給老人喝。

一星期之後，老人的腹水慢慢消除，精神也大有起色，一個月之後，老人幾乎恢復正常，但菇體也吃完了。經過半年老人的疾病又再度復發，這次沒多久就往生了。家人雖然哀傷老人的逝去，但對神明賜藥一直銘感於心，隔年夏天神像又長出新的菇體，於是家人就將菇體採下，交給山下的中醫師研究，經中醫師仔細比對之後告知 —— 這就是牛樟菇，對肝臟疾病特別有效，可惜的是當初的菇體不夠多，否則老人應有救。此後，家人聽從中醫師的建議，隨時注意補充神

像的水分，使菇體維持潮濕狀態，每年夏天都可採到大朵的牛樟菇，並分贈給需要的人，這便是「神明菇」的由來。

當時，我對這個極富神話色彩的傳說抱持相當大的期待，畢竟對面臨絕望深淵的家屬而言，只要有機會就不會放棄。輾轉託人買到一些牛樟芝煮給家父服用，儘管當時父親已接近彌留，但牛樟芝服下後幾天，奇蹟式地看到父親的狀況明顯好轉，竟然能在不用他人攙扶之下，自己下床活動並返家休養，當時全家對這樣的結果，充滿了感恩與期待。

又經過了三個星期，我父親還是走了，起因於細菌感染造成敗血症。雖然最後牛樟芝並沒有為我們帶來奇蹟，但對於牛樟芝曾經帶給我們的信心，使全家人在父親最後的日子裡能免於恐慌，這對絕望中的家屬而言，已是一個很大的恩典了。就在父親的靈前，我自己暗暗下定決心 —— 一定要好好研究牛樟芝來拯救其他人。

本書撰寫是以牛樟芝的分類學、生理學、生態學、毒理學、藥理學、培植學、發酵學、及生化代謝學等角度出發，企望揭開牛樟芝的神秘面紗，讓它以完整的面貌展現在世人面前。

這些年來，一件件學術研究計畫，一篇篇研究論文，一則則民間傳奇故事，在在展現牛樟芝的保健與醫療價值，也使國人對牛樟芝寄予無限的期望。然而牛樟芝畢竟只是眾多

天然藥用真菌的一種，我們在推廣牛樟芝的同時，更應避開因商業目的而誇大其醫藥價值，更不應神話牛樟芝的醫療功效。

科學的研究是沒有止境的，牛樟芝的相關研究也還在進行中，牛樟芝的傳奇故事尚待更多專家、學者的投入才能竟其功。作者本身的學識與才能均有限，書中謬誤和疏漏之處在所難免，倉促付梓，祈請各界先進、同好和讀者不吝賜教。

李順來

2009.9 於台南

|目錄|

| 第一章 |

牛樟芝的分佈、型態、特徵

　　牛樟芝，學名為*Antrodia camphorata*，是台灣特有的真菌，早期原住民用來治療因飲酒過度所造成的肝臟病變，所以牛樟芝被原住民視為珍寶，後來有些中醫師發現牛樟芝可以減緩，甚至治療癌症，因此牛樟芝的療效就慢慢被傳開。

　　由於牛樟芝非常珍貴稀少，價格極端昂貴，可謂是「台灣森林中的紅寶石」。牛樟芝對寄生主很挑剔，它只寄生在台灣山區海拔450～1500公尺之間老齡牛樟樹上，而不會生長在一般的樟樹、白樟、冇樟、陰陽木等類似之樹種。牛樟芝性喜幽暗潮溼的環境，生長最適時期為多雨的季節，子實體多半生長於牛樟樹（*Cinnamomum kanehirai*）樹幹腐朽的心材內壁，或枯死倒伏的牛樟樹潮溼表面，因此，不容易被發現。

　　由於牛樟芝的生長環境特殊的緣故，它又被稱為牛樟菇、樟菇、樟窟內菇、紅樟、以及紅牛樟芝。牛樟芝的分佈

主要與他的宿主牛樟樹的分佈相同，牛樟樹（如彩頁圖一）在台灣的分佈可劃分為四大區塊。北部在桃園復興鄉、角板山一帶；中部為苗栗南庄鄉、三灣鄉附近、南投竹山鎮、水里鄉；南部則分佈在高雄六龜鄉、嘉義奮起湖附近還有東部的花蓮富里、玉里、台東山區等四大區域。

　　牛樟芝子實體具有強烈的樟樹香氣，品嚐時，具辛、苦味。子實體表面呈橘紅（黃）色，佈滿菌孔（如彩頁圖二），藉附著在樹幹中空的內壁，成為淺黃色木栓質。牛樟芝外觀形狀多變化，有板狀、鐘狀、馬蹄狀或塔狀，無柄、緊貼生於木材表面。菌肉可分為兩層，上層為木材色，下層為象牙色，厚1～1.5公分。菌管不分層，長度可達40毫米；菌絲可分為有性生殖菌絲（generative hyphae）及骨架菌絲（skeletal hyphae）兩部分。成熟後形成的擔孢子（basidiospores）呈窄橢圓形、腹面凹凸、平滑、薄壁，孢子直徑約3.5-4.2～1.5-2微米；擔子呈棍棒狀。菇體表面為多孔狀，生長時間較短者，質地柔軟而鬆脆，稱為菌膜，成熟後變成子實體。初生時菇體呈鮮紅色，漸漸會變為乳白色、淡紅褐色、淡褐色或淡黃褐色，老熟的子實體邊緣常呈放射反卷，並向四周擴展生長，呈半圓形或不規則形（如彩頁圖三，圖四）；多年生子實體形態若為鐘乳石狀、馬蹄狀或塔狀（如彩頁圖五，圖六），則表面呈橘紅色或棕色，老

熟後變為棕褐色至黑褐色。菌絲具有營養菌絲（generative hyphae），具扣子體（clamp connections），與骨架菌絲（skeletal hyphae）；擔子（basidia）棍棒狀（clavate）；擔孢子（spores）圓柱狀，偶而略彎曲，透明無色，平滑，不具澱粉質。

　　子實體於牛樟樹幹的中空內部長出，亦有自倒伏牛樟樹枯木底部長出者，有強烈的牛樟香味，氣芳香、味辛苦，新鮮的子實體含於口中，久之則令舌尖有辛麻感，乾品含於口中，久之則為辛苦感。牛樟芝子實體產期在每年六月至十一月，十一月以後至五月間幾乎停止生長，採收的牛樟芝會因季節不同，含水率有差別。夏季雨量較多，含水率高，冬季雨量少，含水率低。

　　野生牛樟芝子實體產期通常從每年的五月逐漸開始到十一月慢慢結束，盛產期為六月到十月之間。十一月以後由於山上氣溫下降，牛樟芝子實體幾乎停止生長，因此農曆年前後牛樟芝往往奇貨可居，價格可飆高二到三成以上。十多年前，野生子實體數量多，大多只採收台斤級以上的粒仔菇，十台斤以上的大型菇體也蠻常見。但近幾年來，由於大量採集的結果，導致台斤級以上的粒仔菇變得非常罕見，價格也不菲，每兩價格甚至飆高到三萬元以上。若是菇形佳、重量重的大型站菇或粒仔菇，一般就不是以論斤稱兩的方式

販賣，而是以近乎天價的藝術品方式標售。

　　筆者曾經見過的最大牛樟芝子實菇體為90台兩重，報價為600萬台幣。另外，據說去年曾經有一顆重達15台斤，喊價千萬台幣以上的牛樟芝被採集下山。不過，如此巨大的牛樟芝，我們並無緣見到，頗感遺憾。

　　由於過度採集加上野生成長緩慢的緣故，野生子實體已不容易見到大型的站菇或粒仔菇，目前市場販賣的大多以一兩以下（約一年生）的片狀菇為大宗（如彩頁圖七），售價每兩約在3～4千到6千元之間。一兩以上的站菇（二年生以上）現在已變得不多見（如彩頁圖八），價格更是揚升到每兩1萬元以上。若是外形佳，年份久的粒仔菇（至少五到十年，如彩頁圖九）更是罕見，零賣售價更高達每兩2萬以上。

　　依照這種趨勢發展，未來野生子實體將變得可遇而不可求，若未能正視野生子實體愈來愈少的問題，牛樟芝產業是否具有未來性，值得有識之士深思。

| 第二章 |

牛樟芝的分類學

　　雖然牛樟芝的神奇傳說存在已久，但正式的文獻報告卻直到1990年才被公諸於世。中國科學院昆明植物研究所臧穆教授、台北醫學院蘇慶華教授是最早發表牛樟芝為新種的學者，但由於當時因牛樟芝標本沾染了靈芝胞子，因而被誤認為靈芝屬（*Ganoderma*），因此被命名為*Ganoderma comphorata*，其中*comphorata*也是錯誤的，正確的應是*camphorata*。直至1995年，在林業試驗所服務的張東柱博士等人依據牛樟芝子實體型態及真菌的培養特性，認為牛樟芝應該是多孔菌科、薄孔菌屬（*Antrodia karst*）的一種；同時間，國立自然博物館的周文能先生也持相同的看法，因此兩人共同對牛樟芝進行第二次新種發表，經由食品工業研究所菌種中心確認，以拉丁文將其命名為*Antrodia cinnamomea*。後來，吳聲華博士等人整合二次文獻資料並依國際植物命名規約，於1997年時將牛樟芝重新命名為*Antrodia* *camphorata*。到2004年，張東柱博士經過多年研究再次發表論文指出，1990年臧穆教授等認為牛樟芝屬靈芝屬是因樣本受靈芝孢子污染的結果，因此*Ganoderma comphorata*的名稱並不正確，而牛樟芝的宿主牛樟樹（*Cinnamomum kanehirai Hayata*）與一般常見的樟樹（*Cinnamomum camphorata*）並不相同，所以他認為牛樟芝正確名稱應該還是1995年發表的*Antrodia cinnamomea*。至於原來使用的*Antrodia camphorata*，嚴格講起來並不正確，但因這些年來已有許多論文以此名稱發表，因此現在兩種名稱通用。

　　牛樟芝子實體為多年生，無柄，沒有固定形狀，屬於擔子菌亞門、蕈菌綱、無褶菌目、多孔菌科、薄孔菌屬、多單生蕈類的新種。其外型隨著生長環境及年份不同可呈皮版狀、板層狀、鐘狀、塔狀或鐘乳石狀。年份較短者，呈皮板狀，無明顯皮殼結構，表面多為黃紅色或橘紅色，一般稱之為肉菇。若因缺水以致乾枯後，顏色轉變為土黃色或黃白色，菌肉質地柔軟而鬆脆，上面佈滿菌孔，板底層有淺黃色木栓質，藉以附著在牛樟樹的中空內壁生長。年份較長者可呈板層狀，皮殼明顯具深褐色的環狀結構物，在顯微鏡底下觀察，可分為表層、中層和裡層等三層，一般稱之為站菇。

　　牛樟芝表層菌絲較粗大，細胞壁厚，胞內充滿樹脂及色素。不同環境生長的牛樟芝，其表皮菌絲會合成不同顏色

的色素，因而使野生牛樟芝皮殼層呈現不同顏色。中、內層菌絲以交織方式排列，僅含有少量樹脂與色素。皮殼下層為菌肉層，菌肉層菌絲排列較疏鬆，肉層內部充滿綿密細緻的菌孔，管口小。若生長在其他非牛樟木的牛樟芝子實體，其菌孔通常較粗大，菌肉層色澤為紅色偏灰，與真正牛樟木生長的子實體有明顯差異，可作為判定真假牛樟木生產子實體的參考指標。一般而言，子實體肉層菌絲內富含橘紅色、黃紅色或深紅色，但有些變異種可呈黃色（黃牛樟芝）或白色（白牛樟芝，如彩頁圖十），野生變異種數量更為稀少，價格也比紅牛樟芝更為昂貴。

另一方面，若牛樟芝生長環境屬高溫潮濕時，黑色油狀物會由牛樟木內部被逼出，子實體外圍菌絲接觸這些油狀物時生理代謝會受到抑制，導致菌絲體水平方向成長受到抑制、菇體會木質化成外殼以保護菌絲體。此時內部菌絲體便轉往垂直方向繼續成長，在這種狀況下，成長的子實體會形成堅硬的深紫色外殼，形狀像鐘狀或鐘乳石狀，這與無柄的樹舌靈芝相像，這可能是為何早期牛樟芝被誤認為靈芝的原因。

鐘狀、鐘乳石狀或圓球形牛樟芝（俗稱粒仔菇）成長速度比較慢，需要數年才能長到台兩級以上，菇體質地細密，價格是所有型態的牛樟芝最高者。十年前常可看到大型粒仔

菇體販售，近幾年已很少見，台斤級的圓球形菇體更是可遇而不可求。這一、兩年來，市場上出現一種人工栽培的球形牛樟芝，這是利用特殊生長因子刺激生產的球狀菇，質地疏鬆，與野生圓球形粒仔菇並不相同，效果也有很大差異。

| 第三章 |

牛樟芝的藥理研究

　　牛樟芝療效流傳甚久，早期是原住民因生活型態的關係，體能消耗量大且長期喜好飲酒之故，導致肝功能病變的比例增高。但是在服用過以牛樟芝熬煮的湯汁之後，有些人的肝病竟然獲得痊癒，因此，原住民一直以來都將牛樟芝視為最珍貴的藥材。後來傳到民間，有些中醫師發現，牛樟芝對許多腫瘤，特別是肝腫瘤具有很顯著的療效，因此牛樟芝在醫療上的應用便受到很大的注目。儘管許多民間經驗已證實牛樟芝的神奇效果，但它含有的生理活性成分及相關藥理，則一直未能獲得科學研究支持，以致牛樟芝的傳說一直是一個謎。所幸這幾年來，台灣的產、官、學共同攜手投入牛樟芝的研究，透過深入的學術研究，使牛樟芝神秘的面紗慢慢褪去，讓更多的人了解到牛樟芝的好處，也使更多人可以獲益。

　　如同其他藥用的菇蕈類一般，牛樟芝具有很複雜的天然

成份，由現代的分離技術可得知，牛樟芝具有的生理活性成份，包括：多醣體（polysaccharides）（如 β-D 葡聚醣）、三萜類化合物（triterpenoids）、超氧歧化酵素（superoxide dismutase：SOD）、腺苷（adenosine）、蛋白質（含免疫蛋白 Immunity Protein）、維生素（Vitamin，如維生素 B、菸鹼酸、麥角固醇（ergosterol）、微量元素（如鈣、磷、鍺）、核酸（Nucleic Acid）、凝集素（Lectin）、氨基酸（Amino Acid）、固醇類、木質素（Lignin）、血壓穩定物質（如 antrodia acid）……等。牛樟芝已知的生理活性功能包括有：抗腫瘤、調節免疫力、抗病毒、抗過敏、抗發炎、抗高血壓、抑制血小板凝集、降血糖、降膽固醇、抗細菌、保護肝臟功能……等。現在，將這些生理功能分述如下：

（一）保護肝臟功能

（詳見表一～表五）

　　台灣人普遍肝臟功能較差，因此保肝效果是牛樟芝獲得重視的最主要訴求。過去民間有許多關於牛樟芝在肝臟保護的應用經驗，但牛樟芝具保肝效果的科學化證據，直到最近這幾年才獲得證實。

　　中國醫藥學院的研究團隊利用四氯化碳誘導大鼠產生

慢性肝炎的動物模式，用以評估牛樟芝是否有保護肝臟的作用。在餵食2％及4％BCRC93032牛樟芝菌株發酵萃取液24小時之後，分析動物肝細胞的生存力、抗氧化力及解毒代謝能力等的變化。結果發現 ── 牛樟芝對大鼠的肝臟具有良好的保護效果。

在四氯化碳誘導大白鼠產生慢性肝損傷的動物模式中，在投予四氯化碳前一週，每日餵食一次牛樟芝菌絲體醱酵過濾液，在第8週時分析其血液生化值GOT、GPT值，結果皆有明顯降低的趨勢；大鼠的肝臟脂質過氧化也有顯著性下降的現象；在抗氧化和解毒代謝能力研究，實驗動物肝臟的GPx、GRd及GST的活性都顯著提高，這證實牛樟芝菌絲體具有提升肝臟功能的效用。

另一項研究也顯示，牛樟芝菌絲體與子實體具有降低老鼠體內於酒精代謝時所誘發的抗氧化酵素（SOD and catalase）的活性，也就是說，牛樟芝確實能降低酒精所誘發的急性肝損傷之功效。台灣大學沈立言教授曾利用牛樟芝醱酵液進行保肝功能研究，實驗證實牛樟芝具有抗氧化，及提升肝細胞代謝能力。餵食牛樟芝醱酵液給經四氯化碳誘發慢性肝炎的老鼠連續八週，結果證實牛樟芝醱酵液具有降低動物肝損傷的效果。

中國醫藥大學在以Dimethylnitrosamine（DMN）誘導大

鼠產生的肝纖維化動物模式中，餵食牛樟芝菌株醱酵液，結果發現在餵食2g／kg的劑量時，可以改善由DMN誘導的肝臟損傷及其併發症。中國醫藥大學的另一項實驗則以四氯化碳誘發大鼠產生肝癌後，再投予牛樟芝醱酵液，以了解其抑制腫瘤效果，結果發現，牛樟芝醱酵液（2g／kg）能抑制dimethylnitrosamine所引起的肝臟纖維化。中國醫藥大學研究團隊以20μl／ml牛樟芝液態醱酵液處理大白鼠的初代肝細胞，結果發現對肝細胞的生存力、抗氧化力及解毒代謝力等都有很大的提升作用。

另外還有研究證實，牛樟芝子實體與菌絲體都具有降低酒精所誘發的急性肝損傷的功能，而其保護機制應與其所具有的抗氧化與清除自由基能力有關。國立中國醫藥研究所盧美光博士發現，牛樟芝菌絲多醣體具有抗B型肝炎病毒的活性，其中B86牛樟芝菌株在50μg／ml劑量時具有強烈抑制B型肝炎病毒表面抗原的作用（達到50%抑制率），甚至比1000單位／ml的α-干擾素效果更佳，實驗也證實所有牛樟芝菌絲多醣體都沒有細胞毒性，使用上應是相當安全的。

牛樟芝菌絲體深層培養的醱酵濾液乾燥物可以抑制脂質過氧化，及保護SD大鼠肝臟免於氧化傷害的能力。此外，牛樟芝醱酵濾液可以減少肝臟損傷的發生，包括嗜中性白血球的滲透及減少四氯化碳對小鼠肝臟的壞疽；牛樟芝菌絲體醱

表一：牛樟芝（白）固態醱酵物（第八週）對CCl4誘發大鼠慢性肝炎GOT、GPT及Albumin值的影響

Drugs	Doses（mg／kg）	GOT（U／L）	GPT（U／L）	Albumin（g／dL）
Control		69.0±9.9	39.5±7.9	
CCl$_4$+ H$_2$O				
CCl$_4$+牛樟芝（白）萃取液	50	1712.9±311.2[###]	1481.2±276.0[###]	
		765.3±96.4***	665.3±96.4***	2.86±0.30*
	250	689.8±96.4***	613.4±78.6***	2.84±0.27*
+ silymarin	200a	1425.1±304.7	838.5±322.8	

All values are means±S.D.（n=10）[###]P<0.001 compared with control group.
*P<0.05，**P<0.01 compared with CCl$_4$ + H$_2$O group.a: mg／kg

表二：牛樟芝（白）固態醱酵物對CCl4誘發大鼠慢性肝炎肝臟、脾臟重量及肝臟含水量的影響

Drugs	Doses（mg／kg）	Liver（g）	Spleen（g）
Control		14.9±1.8	0.99±0.16
CCl$_4$+ H$_2$O		19.5±1.8[###]	1.84±0.27[###]
CCl$_4$+牛樟芝（白）萃取液	50	19.4±1.9	1.75±0.44
	100	17.3±2.1	1.36±0.41*
	250	17.7±3.1	1.20±0.22**
+silymarin	200[a]	19.3±3.8	1.83±0.48

All values are means±S.D.（n=10）[###]P<0.001 compared with control group.
*P<0.05，**P<0.01 compared with CCl$_4$+H$_2$O group.a: mg／kg

表三：牛樟芝（白）固態醱酵物對CCl_4誘發大鼠慢性肝炎肝臟gluta-
thione含量及脂質過氧化程度的影響

Drugs	Doses （mg／kg）	Glutathione （µmol／g tissue）	Lipid Peroxidation （nmol MDA／mg protein）
Control		8.8±1.4	2.4±0.5
CCl_4+ H_2O		11.3±2.1	2.9±1.7###
CCl_4+牛樟芝 （白）萃取液	50	12.1±4.6*	4.9±1.0*
	100	14.6±3.7*	4.2±1.8*
	250	19.3±3.4*	3.22±0.4**
+silymarin	200a	12.5±2.0	4.6±1.4

All values are means±S.D.（n=10）### P<0.001 compared with control group.
*P<0.05，**P<0.01 compared with CCl_4 + H_2O group. a: mg／kg

表四：牛樟芝（白）固態醱酵物對CCl_4誘發大鼠慢性肝炎肝臟蛋白質
及　　　hydroxyproline含量的影響

Drugs	Doses （mg／kg）	Protein （mg／g tissue）	Hydroxyproline （µg／g tissue）
Control		220.1±23.1	309.9±49.0
CCl_4+ H_2O		172.1±20.3###	874.5±202.7###
CCl_4+牛樟芝 （白）萃取液	50	191.3±22.6	760.3±247.7
	100	195.7±12.4*	655.3±112.2*
	250	213.4±13.4**	573.6±83.4**
+silymarin	200a	195.2±24.3	721.7±155.2

All values are means±S.D.（n=10）### P<0.001 compared with control group.
*P<0.05，**P<0.01 compared with CCl_4 + H_2O group. a: mg／kg

表五：牛樟芝（白）固態醱酵物對CCl_4誘發大鼠慢性肝炎肝臟SOD、
Catalase及GSH-Px活性的影響

Drugs	Doses （mg／kg）	SOD （U／mg proteing）	GPT （U／L）	Albumin （g／dL）
Control		13.4±2.9	12.1±2.6	1380.8±215.3
CCl_4+ H_2O		9.1±2.1###	7.3±1.4###	789.7± 133.3###
CCl_4+牛樟芝 （白）萃取液	50	8.6±0.9	8.1±1.5	921.3±174.0**
		8.4±0.7	8.4±0.6	965.8±99.5**
	250	10.3±1.0**	9.6±1.3**	1095.4± 113.6**
+ silymarin	200a	9.2±1.2	8.1±1.6	711.3±108.2

All values are means±S.D.（n=10）###P<0.001 compared with control group.
*P<0.05，**P<0.01 compared with CCl_4 + H_2O group.a: mg／kg

酵過濾液對肝臟生理機能具有正面的影響，可降低肝纖維化及變性程度，增加肝臟與紅血球中GSH含量及增加抗氧化酵素活性，降低肝臟脂質過氧化程度，而有利於體內氧化壓力的下降。

（二）抗腫瘤活性

（詳見圖十一～圖十四）

　　牛樟芝近年來因其具有抗腫瘤的活性而廣受重視，不論在體外細胞實驗或是體內的動物實驗中，都有文獻指出牛樟芝具有良好的抗腫瘤活性，近來更有不少研究深入探討牛樟芝抗腫瘤的作用機制。食品工業研究所研究團隊，在牛樟芝抑制腫瘤細胞的效果比較中發現，萃取牛樟芝胞外有效成分，以及業界提供的牛樟芝菌絲體細胞萃取成分，皆可有效抑制肝癌、子宮頸癌、胃癌及乳癌細胞成長。

　　南台科技大學的研究團隊著眼於固態醱酵技術的研究，經體外抗腫瘤的活性測試中發現，人類肝腫瘤細胞Hep 3B的細胞存活率，隨著固態醱酵牛樟芝乙醇萃取液處理濃度及時間之增加而降低。南台科技大學的研究也發現，從牛樟芝固態醱酵產物中所分離得到的產物對於人類肺癌細胞A549及大腸癌細胞HCT-8具有極佳抑制生長的能力，藉由MTT assay發

現，不論是牛樟芝子實體或固態醱酵菌絲體的乙醇萃取液，都對肝癌細胞（HepG2、PLC／PRF／5-GFP）造成毒性，且能誘導肝癌細胞走向凋亡。同時牛樟芝的乙醇萃取液也可活化巨噬細胞RAW 264.7，以刺激TNF-α與IL-1β的產生；當合併抗癌藥物（MMC）後，對誘導肝癌細胞的凋亡有加乘作用。

在研究細胞凋亡的實驗中發現，牛樟芝萃取液可使人類急性前骨髓白血病細胞株HL-60細胞的Bcl-2蛋白質表現受FCBA抑制，而Bax蛋白質量則增加。人類乳癌細胞MCF-7的Bax蛋白質經處理後有增加現象，但Bcl-2蛋白質並無顯著變化，兩株癌細胞的Cytochrome c蛋白質合成量皆顯著增加，PARP皆可被切成兩片段（116和89kDa）及Caspase 3皆被活化。因此牛樟芝誘導癌細胞凋亡，推測是因ROS的產生，導致Bax增加（及Bcl-2減少），使cytochrome c被釋放而活化Caspase 3，進而使PARP被切斷的路徑所致。另外的研究發現牛樟芝醱酵液會造成NF-κB長時間的持續性活化，因而導致MDA-MB-231細胞以其他路徑調控細胞凋亡。

從體外的細胞測試牛樟芝萃取物在抑制癌症細胞的轉移研究發現，它可以有效抑制移形細胞株TSGH-8301及T24的轉移。牛樟芝抑制轉移的機制可能與其多醣（分子量大於100kD）有關，多醣體可藉由調節細胞激素分泌來抑制

HUVECs血管新生作用，因而具有抑制癌細胞轉移的能力。長庚大學劉裕國教授研究指出，牛樟芝菌絲體醱酵液具有抑制血管新生的作用，其不但能抑制血管內皮細胞增生、遷移及脈管形成並能抑制多種癌細胞表現血管內皮生長因子。另外，在雞胚絨毛尿囊膜的實驗也發現，牛樟芝菌絲體醱酵液對雞胚胎的血管生長具有明顯抑制效果。其抑制血管新生的機制包括：①透過刺激MNC分泌IL-12和Th1型細胞激素IFN-γ的分泌，②透過活化的IL-12直接產生作用，③透過活化的IL-12抑制癌細胞VEGF的分泌。在對抗血癌方面，研究指出，牛樟芝萃取物可藉由誘導HL-60血癌細胞株走向細胞凋亡的路徑，來抵抗其增殖及抑制其生長。台北醫學大學鄧文炳教授實驗結果發現，牛樟芝有增強抑癌基因p53表現的趨勢，而對子宮頸癌主要的E6／E7致病因子則有抑制的功效。在動物實驗方面，餵食牛樟芝對於腫瘤細胞生長確實有抑制的效果，以流式細胞儀技術分析牛樟芝對癌細胞的影響，結果推斷牛樟芝對細胞的作用是進行癌症逆轉的模式。

除此之外，牛樟芝菌絲體的水萃取液可保護紅血球和減少溶血現象，且可保護經過氧化氫處理過的內皮細胞，使細胞死亡率降低。牛樟芝菌絲體的熱水萃取液可顯著地殺死淋巴瘤細胞，對正常內皮細胞則無毒性作用。在細胞形態方面，研究發現，以牛樟芝菌絲體萃取液處理的肝癌細胞皆有

皺縮情況發生，且細胞的懸浮現象增加。在細胞週期的影響方面，以50μg／ml萃取液處理的肝癌細胞，則可使人類肝癌細胞Hep G2被滯留於G2／M期，而人類肝癌細胞Hep 3B被滯留於S期。

南台科技大學研發團隊研究也發現，牛樟芝固態培植體具有抑制腫瘤細胞生長的能力，餵食牛樟芝固態培植體萃取液，可以顯著延長腫瘤小鼠的壽命及存活率。南台科技大學吳定峰教授應用最新的蛋白質體分析技術證實，固態醱酵牛樟芝乙醇萃取液處理的人類肺癌細胞A549細胞中找到五個表現差異的蛋白質，這些表現差異的蛋白質，可以用來幫助推測固態醱酵牛樟芝乙醇萃取液如何影響腫瘤細胞的基因表達，達到誘導細胞凋亡的能力。南台科技大學的褚俊傑教授則發現合併低濃度的牛樟芝與不同作用機制的抗癌藥物後，可調節肝癌細胞中多藥抗藥性（Multidrug resistance；MDR）相關蛋白的表現，而使肝癌細胞抗藥性降低，以致藥物更易進入肝癌細胞中，因而提高了抗癌藥物的流入量，同時減少藥物排出量，最終使細胞走向凋亡一途。透過降低MDR表現，同時促進抗癌藥物對細胞凋亡毒殺作用之結果推斷，牛樟芝與抗癌藥物合併時是扮演一輔助性角色，並降低肺癌細胞抗藥性，這些研究結果已正式發表在重要的學術刊物「Proteomics」及「Journal of Ethopharmacology」，並引

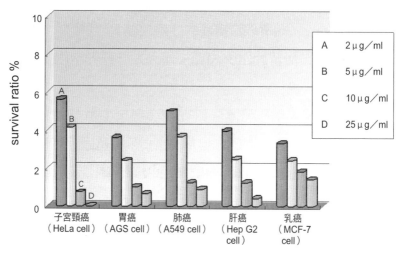

圖十一：牛樟芝固態醱酵物對人類腫瘤細胞生長之影響

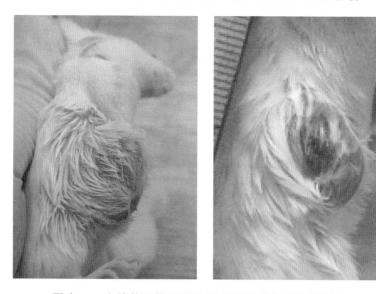

圖十二：牛樟芝固態醱酵物對小鼠腫瘤生長的抑制效果

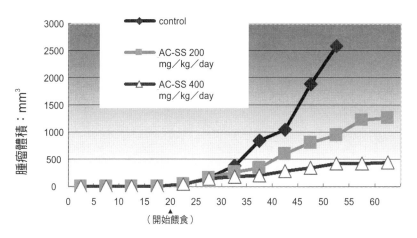

圖十三：牛樟芝（白）固態醱酵物對小鼠纖維母細胞瘤成長之影響。
由圖可知，餵食牛樟芝（白）培植體粉末可有效降低小鼠
之纖維母細胞瘤的成長速度，使小鼠的存活率更高

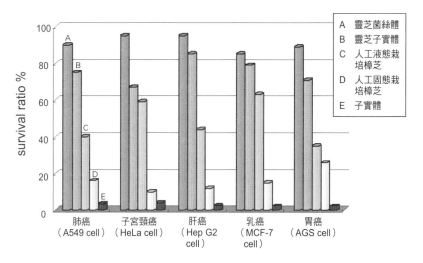

圖十四：不同牛樟芝產品與靈芝對人類腫瘤細胞生長影響之比較

起相關研究單位的注意。

（三） 抗氧化能力

（詳見圖十五）

　　人體是由超過六十兆細胞所組成的有機體，這些細胞都需要氧氣進行各種新陳代謝，以獲取足夠的能量與生化物質。通常人體在進行新陳代謝時，由空氣中吸入的氧氣除了進行細胞的氧化反應外，尚有一大部分的氧會轉變成為具高度破壞力的氧自由基，氧自由基又可稱之為活性氧，具有高度的反應性，會使細胞內的蛋白質、DNA、脂質、營養素等產生非預期性的氧化作用，導致上述物質的變性。

　　活性氧可經由紫外線照射、電磁輻射、化學反應或經由體內新陳代謝而產生。最常見的活性氧群有過氧化自由基以及氫氧自由基。這些活性氧群往往會造成人體的病變，如DNA傷害、致癌以及細胞退化而造成的老化現象。由於活性氧對人體會造成重大的傷害，因此如何找到抗氧化的物質，藉以抵抗自由基對人體的破壞，也就關係著人體能否延遲老化的成效。

　　根據中興大學毛正倫教授研究顯示，牛樟芝子實體及液態醱酵菌絲體的甲醇萃取物，不僅可以捕捉會攻擊細胞DNA

及促進脂質氧化的活性氧成分，同時還能阻斷油酯類的自由基連鎖反應。在液態醱酵牛樟芝菌絲萃取物的抗氧化能力研究中也發現，菌絲體的抗氧化能力比濾液更佳。台灣大學生化研究所研究證實，牛樟芝具有高度的抗氧化活性，並可使肝癌細胞的分裂停留在G1期。進一步的研究分析發現，牛樟芝富含抗氧化物質，如：多酚類、α-生育醇、維生素E及抗壞血酸，抗氧化能力比一般的天然蔬果或人工抗氧化劑-BHA為佳。

中興大學顏國欽教授的研究亦證實，牛樟芝的抗氧化活性與其所含多酚類多寡有關。中國醫藥大學楊新玲教授則指出，牛樟芝菌絲體水萃物可保護人類臍帶內皮細胞，免於被自由基攻擊，減少細胞被自由基毒害，減少溶血及蛋白質過氧化，進而減低細胞的死亡率。動物實驗亦證實，牛樟芝可以提升肝臟細胞還原酵素-Glutathione及catalase的活性，同時也可抑制肝臟組織內脂質的過氧化反應，因此具有很強的保護肝臟功能，減低肝臟發炎的功效。

輔仁大學蔡敬民教授，則探討深層醱酵所得牛樟芝菌絲體或醱酵液，對高血脂倉鼠體內脂質代謝與抗氧化狀態的影響。結果顯示，牛樟芝醱酵液（An5）和牛樟芝菌絲體（GK101）均可顯著降低血清與肝臟中三酸甘油酯（TG）濃度，而二種醱酵液都能降低血清與肝臟中總膽固醇（TC）

的濃度。另外牛樟芝醱酵液（GK101）和菌絲體均可降低血清低密度脂蛋白膽固醇（LDL-C）的濃度，但無論是醱酵液或菌絲體均對血清高密度脂蛋白膽固醇（HDL-C）濃度都沒有影響。在抗氧化方面，醱酵液與菌絲體均可顯著提升血清總抗氧化活性，並顯著提升肝臟中葡萄糖-6-磷酸去氫酶（G-6-PDH和超氧歧化腷（SOD）酵素的活性。

Sample	Conc. (mg/ml)	DPPH assay (DPPH scavenging %)	TEAC assay (Antioxidative ability %)	Ferrous ion assay (Ferrous ion chelating power %)
Trolox (standard)	0.02	92.57 ± 16.33	89.25 ± 8.62	95.25 ± 25.97
AC-LF	1	21.58 ± 4.55	5.53 ± 1.06	6.24 ± 2.40
	10	78.27 ± 11.68	70.21 ± 6.91	51.36 ± 11.56
AC-SS	1	37.65 ± 8.13	80.12 ± 6.55	13.92 ± 2.18
	10	85.22 ± 10.76	96.59 ± 8.03	60.81 ± 8.07
AC-FB	1	18.12 ± 4.02	45.63 ± 7.56	11.60 ± 2.71
	10	49.43 ± 9.30	95.32 ± 10.09	13.12 ± 3.56

AC-LF：紅樟芝液態醱酵物
AC-SS：牛樟芝固態培植體
AC-FB：子實體

圖十五：不同牛樟芝產品抗氧化活性之比較

（四）抗病毒及抗發炎

（詳見圖十六）

在民間的使用經驗上，牛樟芝具有抗發炎、抗氧化、血管舒張以及抗 B 型肝炎病毒等生理活性。台北醫學大學的蘇慶華教授證實，牛樟芝甲醇萃取物為一種抗發炎物質，可有效抑制腦部微小膠質細胞中iNOS和TNF-α的表現，進而抑制微小膠質細胞發炎的情形。蘇教授的研究報告結果顯示，牛樟芝萃取物調節iNOS的特性，也許在預防腦部細胞的發炎反應及腦部退化性疾病的形成，扮演著重要的角色。

南台科技大學在研究牛樟芝對抗發炎反應作用中也發現，餵食小鼠牛樟芝後，以腹腔注射LPS的方式誘導小鼠產生發炎反應，經流式細胞儀測定分析Trem-1表現，結果發現長期餵食牛樟芝會使Trem-1表現受到抑制而下降，證實牛樟芝具有抗發炎的效果。在體外細胞株的測試中，牛樟芝菌絲體可有效降低人類白血球中自由基的產生。牛樟芝分離出的多醣對於抑制巨噬細胞中LPS所誘導的iNOS，IL-6，IL-10，MCP-5，及RANTES的表現量有顯著的效果。動物模式中，牛樟芝多醣體也具有調節小鼠免疫系統細胞激素的表現量。

牛樟芝的成份antcin A具有抑制老鼠血癌（P-388 murine leukemia）細胞毒素的活性，antcin B具有抗副交感神經作

用（anticholinergic）及抗血清素（antiserotonin）活性。在固態醱酵的牛樟芝菌絲體中，抗發炎成分-4，7-dimethoxy-5-methyl-1，3-benzodioxole 具有很強的抑制LPS誘發的iNOS、COX-II及nitrate 的釋放，這個成分在野生的子實體也曾被發現。除此之外，牛樟芝的抗發炎成分還包括：antcin A、antcin B、antrocamphine A及antcin C。

　　中國醫藥大學盧美光教授等研究發現牛樟芝液態菌絲多醣體具有抗B型肝炎抗毒的活性，其中 B86 在50μg／ml 有強烈抑制 B 型肝炎病毒表面抗原的作用，而且比1000單位／ml的α- 干擾素還有效。南台科技大學研究也發現牛樟芝固態培植體對 B 型肝炎病毒具有抑制能力。由這些研究可推知，牛樟芝含有豐富的抗發炎成分，因此對肝發炎、青春痘及痔瘡等發炎徵狀有顯著效果。

　　牛樟芝除抑制發炎外也有很強的抑菌效果，台灣師範大學簡秋源教授的研究發現，牛樟芝菌絲體的甲醇萃取物對金黃葡萄球菌及鬚瘡小芽癬菌生長有抑制作用，並可弛緩腸道運動及血小板凝集作用。牛樟芝在抑制感染方面的功效也獲得證實，林文鑫教授等曾評估牛樟芝對抑制血吸蟲感染的效果，結果顯示實驗小鼠在服用牛樟芝兩週後，被感染小鼠其體內血吸蟲數目可有效降低達30%以上。

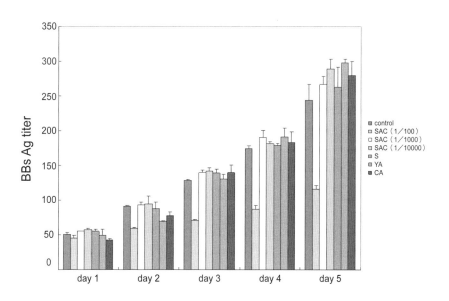

圖十五：牛樟芝固態培植體抑制B型肝炎病毒HBV活性圖

（五）抗疲勞功能

　　有機體是否容易疲勞是多個器官綜合能力強弱的表現，有機體在運動時需要較多的能量，以滿足運動消耗所需，同時還必須把運動產生的疲勞物質 ── 乳酸帶到體外。乳酸的分解需要靠乳酸去氫酶，因此，決定乳酸分解效率的乳酸去氫酶便決定了細胞的疲勞與健康狀態。運動時比平常需要更多的能量，因此血液循環會加速，以運送更多的氧氣及糖分到達全身。細胞再將這些糖分分解、氧化形成細胞所需的能量形式──ATP，以應付強度運動時，細胞高度新陳代謝速率所需的能量。

　　因此在運動時，心跳速率會加快，心肌的收縮力會加強；血液的黏稠度會下降；血液流動速度會急速加快；血液中紅血球的攜氧量也增高。在這種狀況下，細胞若能順暢的將大部分的糖分轉換成能量，細胞內不會有過多的乳酸累積，有機體自然就不會感覺疲勞。反之，若肌肉疲勞成分──乳酸不能迅速被分解排除，乳酸在肌肉中累積過多，就會抑制能量的產生，有機體就會感到疲勞、無力。因此有機體抗疲勞能力的強弱也就反映了有機體生命力的強弱。

　　近代研究發現，細胞老化與細胞新陳代謝速率，尤其是代謝後廢棄物的累積與排除有關，細胞若無法將養分完全分

解為能量，或無法將代謝後的廢棄物快速排除，都會使細胞因過度堆積廢棄物，使細胞產生疲勞、老化，甚至病變。一般人都了解運動有助身體健康，但若運動習慣不良或過度運動，反而容易導致傷害，許多運動名將英年早逝就可能與過度運動後，造成長期肌肉疲勞而未能適當處理有關。

牛樟芝除了保護肝臟，抗發炎及抑制腫瘤成長外，還具有很明顯的抗疲勞作用。南台科技大學研發團隊用小鼠進行牛樟芝抗疲勞試驗，以觀察牛樟芝對小鼠游泳時間的影響。在實驗中，三組小鼠分別給與服用牛樟芝萃取液和食鹽水，連續餵食一星期，飼料及餵養方式與正常飼養相同，然後將小鼠放入水槽中游泳。結果發現，服食牛樟芝萃取液的小鼠，其游泳時間分別為153.2分鐘及127.5分鐘，而未服食牛樟芝的對照組小鼠，游泳時間為98.5分鐘，牛樟芝很顯著的延長小鼠的游泳時間。

在另一組實驗中發現，試驗組小鼠給予牛樟芝萃取液後，令小鼠身上背負其體重5％的金屬塊，再將他們放入水中游泳。結果發現，食用不同濃度的牛樟芝萃取液的小鼠，其游泳時間分別為6.5分鐘及10.6分鐘，而未服食對照組的游泳時間為6.2分鐘，由此可知，牛樟芝的抗疲勞效果與服用劑量有關。還有一組實驗結果顯示，餵食牛樟芝萃取液的小鼠，其乳酸去氫酶活性平均比未餵食對照組高35.4％，而乳

酸含量則降低21.7％，因此可推論，餵食牛樟芝萃取液的小鼠游泳時間延長，與小鼠乳酸分解效率提高有關。

（六）　調節免疫力

　　大自然中存在著許多微生物，如大腸桿菌、綠膿桿菌、痢疾桿菌、傷寒桿菌、乳酸桿菌、醋酸桿菌、感冒病毒等，數量之多不勝枚數。其中，許多微生物會使人生病，如大腸桿菌會引起腹瀉，綠膿桿菌會使傷口化膿，痢疾桿菌會使人下痢。通常這些微生物會隨空氣、飲水及食物進入到人體內，但大多數的人吃到不清潔的食物不一定會生病，和患有感冒的人握手，或被噴到口沫不一定會被感染，有時跌倒後皮膚擦傷，傷口也不一定會潰爛，這是什麼緣故呢？這是因為人體存在著免疫力的緣故。只要免疫力不受到破壞，人體就不容易受微生物的攻擊而生病。免疫力是生命體天生的抵抗病源體和，以及消除自身產生的病變腫瘤細胞的能力。根據人體產生病變細胞的頻率估計，幾乎每個人每天都有新生的腫瘤細胞產生，然而真正演變成癌症的人僅僅不到1％，這也是拜人體具有免疫力之賜。

　　一般食、藥用菇蕈類中含有的多醣體具有調節免疫生理，及抑制腫瘤生長的活性。文獻報導顯示，多醣體中的

β-D-葡聚醣（β-D-glucan）能透過刺激巨噬細胞、T淋巴細胞、B淋巴細胞以及自然殺手細胞等增強免疫功能，進而達到抗腫瘤的效果。因此，牛樟芝具有免疫生理活性，及防癌抗癌的功能，主要是因它的多醣體中富含β-D-glucan成份的緣故。

牛樟芝所含β-D-glucan的抗癌活性強弱和它的水溶性，分子量大小，支鏈分支度，分支形狀，β-（1-3）或β-（1-6）與主鏈結合方式，以及和它結合的蛋白質與脂質結構等有關。日本的水野河川合博士以X-ray繞射分析得知，以β-1，3鍵合的D-Glucan骨架呈現螺旋型結構，這種螺旋型結構是引發抗腫瘤作用的重要成因。

多醣體是由多個單醣體連接在一起組合而成，而單醣是由5或6個的碳水化合物結構。自1960年代開始，科學家發現多醣體具有良好的抗癌效果，但是各種多醣體的效用都不盡相同，他們各自擁有獨特的功效及對特定癌症的療效。在菇蕈類食品中，多醣體的成分特別豐富且珍貴，不同種類的菇蕈，多醣體成分都不一樣。多醣體種類共計有：α-D-葡聚醣、β-（1-3）-D葡聚醣、β-半乳糖葡聚醣、β-（1-6）-D葡聚醣蛋白質複合體、糖蛋白質、木聚醣、酸性雜聚醣、雜聚醣的蛋白質複合體……等。其主要功能是調整體質，調節生理機能，促進新陳代謝，及減少疲勞感。多醣體不僅能提

高巨噬細胞的吞噬能力，也可以增加免疫系統的其他功能。

　　巨噬細胞是免疫細胞的主要成員，根據世界醣化學研究權威——中央研究院院長翁啟惠博士的研究發現，菇蕈類多醣體可以透過巨噬細胞表面的TLR4受體啟動免疫反應，因此確定了多醣體在免疫調節功能上是扮演一個訊號傳遞者的角色——多醣體與受體作用後把訊號傳遞進去，進而啟動了細胞內一連串的免疫反應。

　　翁院長亦發現與多醣作用的受體很可能不只一個，至少還有另外一個受體在樹突細胞（dendritic cells）上，因此多醣體與樹突細胞的活化也有關。根據美國陸軍放射醫學及血液研究中心的M.L. Patchen博士的研究指出，β-葡聚醣可顯著的提昇巨噬血球細胞（Macrophage）的功能；同時，加拿大McGill大學的癌症研究中心的P. Mansell博士亦指出，多醣體不僅有活化巨噬細胞的作用，也會加強人體的B細胞及T淋巴細胞作用，進而促進人體或動物體對病毒、細菌、黴菌之防禦功能。多近年來之研究成果更証實，多醣體亦可增強高等哺乳動物血漿內補體系統的溶菌功能，促進細胞激素（IL-1及IL-2）的分泌，進而達到T細胞之數目與功能增進之作用，並可增強自然殺手細胞的分化，藉此強化身體內之自然殺手細胞，及巨噬細胞直接攻擊不正常之癌或腫瘤細胞之能力，達到防癌抗癌之效果。

（七） 其他功能

　　台北醫學大學梁勇志教授的研究顯示，野生牛樟芝子實體的水粗萃取物，可增加PPAR transactivation activity。他們利用動物模式的實驗，來觀察野生牛樟芝子實體及固態培養牛樟芝菌絲體的差別，結果發現，在餵食高膽固醇的SD老鼠的實驗中，兩者在降低血中脂質（hypolipidemic）的效能差異。由此可知，野生牛樟芝實體可以有效地減低血漿的三酸甘油脂（triglyceride）和血糖的濃度，但是對於血漿的膽固醇並沒有影響。另一方面，結果也顯示，固態培養牛樟芝不會影響血漿的膽固醇及三酸甘油脂（triglyceride）的濃度。另外有研究指出，牛樟芝液態醱酵後期的紅色菌絲（即進入二級代謝產物階段）及濾液，都比初期白色的菌絲具有比較好的降血脂功效。

　　吸煙容易導致動脈硬化，主要原因為LDL氧化最後形成泡沫細胞（foam cell）造成內皮損傷以及平滑肌增生。近來有研究指出，平滑肌細胞凋亡也是造成動脈硬化的主要原因之一。朝陽科技大學楊新玲教授，採用大鼠平滑肌細胞（A7r5），探討牛樟芝發酵液對於加入香煙萃取液之後，是否對A7r5具有保護效果並延緩其凋亡。結果發現，牛樟芝醱酵液具有保護平滑肌細胞的效果，當香煙萃取液加入細胞培

養皿中，會使A7r5細胞的Bcl-2減少，並使NF-κB被活化，因此造成 SMC 凋亡。加入牛樟芝醱酵液後，Bcl-2 的表現量增加，而NF-κB的基因表現被抑制，Bax的表現則變化不大，所以SMC就獲得保護。由此推測，牛樟芝在預防平滑肌細胞的死亡具有其不錯的效果。

牛樟芝另一項令人驚奇的功能，就是服用或使用牛樟芝可以延緩老化。據研究指出，牛樟芝含有豐富的樟菇酸A（三萜類的一種），除了對於抑制血癌細胞毒素的活性具有良好作用外，同時具有淨化血液、降低膽固醇、清除血脂肪等作用，對於皮膚上的青春痘、老人斑、雀斑及黑斑等都有很好的消除效果。

牛樟芝還擁有解毒及排毒的特性，可以排除人體內因環境污染、煙害、農藥殘留等因素所形成的後遺症，並可降低自由基的傷害，不但活化了體內的細胞，更加強了新陳代謝，對現代人的體質有大幅度的改善功效。

嘉南藥理科技大學呂敏勇教授，曾以牛樟芝液態醱酵培養所獲得的胞外多醣體，應用於3T3纖維母細胞所分泌基質金屬蛋白酶（matrix metalloproteinases， MMP） 的活性抑制。結果發現，0.5mg／ml的牛樟芝胞外多醣體作用48小時後， MMP-2 及 MMP-9 的活性可很顯著被抑制。另一方面的研究發現，不同酒精濃度沉澱出的牛樟芝胞外多醣體，經

由膠體過濾層析法（gel permeation chromatography）分離，可獲得不同分子量的多醣體，這些不同分子量的多醣體，對基質金屬蛋白酶的抑制率亦不同。其中，以33%酒精濃度沉澱分離的多醣體抑制MMP-9的活性最顯著；而50～75%酒精濃度所分離的多醣體抑制MMP-2 活性的效果最佳。同時，50～75%酒精濃度沉澱所得到的多醣體，於0.5mg／ml 的劑量處理4～8小時，纖維母細胞膠原蛋白的累積量，比控制組增加38%。由這些結果可知，牛樟芝在美白、抗老化功能的應用非常值得期待。

牛樟芝除了可降低血脂質及血糖外，並可改善糖尿病鼠的高血糖濃度，以致減少併發症的產生。台北醫科大學的研究則發現，利用酒精萃取，無論是牛樟芝子實體或太空包栽培菌體都具有降血壓的效果。

屏東科技大學沈賜川教授，探討牛樟芝液態醱酵菌絲體，對於以Streptozotocin（STZ）注射Wistar大鼠所誘發第一型糖尿病耐糖不良動物模式之降血糖效果，及其對肝臟碳水化合物代謝的影響，實驗結果，牛樟芝液態醱酵菌絲體可改善第一型糖尿病鼠肝臟碳水化合物代謝酵素的活性，但在實驗劑量範圍內（400 mg／kg BW），對改善第一型糖尿病鼠耐糖能力及血糖方面則無預期的效果。

中國醫藥大學林文川教授的研究則顯示，牛樟芝醱酵液

（2mg／kg）能抑制第四型過敏反應、胃酸分泌及排尿作用。連續經口投予28天的毒性試驗顯示牛樟芝醱酵液的安全劑量在2g／kg以下。急性毒性試驗也發現，牛樟芝醱酵液（15g／kg）會引起嚴重下痢。

（八）安全性及臨床研究

在安全性試驗方面，清華大學許宗雄教授以五株 Salmonella typhimurium進行致突變性試驗，發現在5mg／plate 以下無論水溶性及脂溶性區分，有無S9存在下，均無致突變性；以體外淋巴瘤細胞株之tk基因突變分析，水溶性成分在4mg／ml以下，脂溶性成分在0.5mg／ml以下，不論S9有無，測試結果皆為陰性反應；對ICR雄性鼷鼠之週邊血液進行遺傳基因微核試驗，在5000mg／kg體重以下餵食，亦為陰性反應；又以SD懷孕雌鼠做致畸胎試驗，證明無任何臨床致畸胎毒性症狀顯現；以SD大白鼠進行急性毒性試驗，連續餵食高劑量30天（4500mg／kg）及90天（4500mg／kg）後犧牲，並進行解剖，結果均無任何毒性症狀。另外，以中國倉鼠肺細胞株（CHL）檢驗是否會誘導染色體變異，結果為陰性反應。在致畸胎試驗，於SD雌鼠懷孕期間，餵食牛樟芝醱酵液乾燥品500mg／kg／day，發現對於雌鼠的子宮重

量、生育指數、授精卵著床前流失率、著床後死亡率及胎鼠平均重量，均與控制組無顯著差異。由胎鼠之外觀、內臟及骨骼檢查結果顯示，牛樟芝醱酵液無致畸胎毒性。目前雖然牛樟芝還不被國際認可為GRAS菌種，但由這些實驗結果，我們可以推論牛樟芝的安全性很高，長期服用並不會造成人體的傷害。

除基礎研究外，牛樟芝在臨床的應用亦獲得相當可喜的進展。台灣癌症基金會執行長賴基銘博士，經過一年多的人體臨床應用，發表相關研究結果。實驗結果確認，牛樟芝子實體對於末期腫瘤具有顯著的抑制效果，若將牛樟芝與癌症化學治療或放射線治療合併使用，都可有效減低化學治療或放射線治療的副作用，提高癌症病人的生活品質。

光田醫院柯萬盛主任，以牛樟芝合併干安能治療B型肝炎患者，他將B型肝炎門診病患，並分為兩組 —— A組給予干安能併用牛樟芝治療，B組單獨給予干安能治療，治療3個月及6個月後取樣分析患者的肝功能（GPT）、病毒量（HBV DNA）及免疫功能的變化。實驗結果顯示，A組及B組治療6個月時，其GPT值都大幅下降，甚至恢復到正常，其值分別為25.91U／L及24.07U／L。同時，在治療6個月時，A組有50%的患者測不到HBV DNA的量，41.6%的患者產生E抗原轉陰性（指E抗原消失且產生E抗體）；而單

獨服用干安能的 B 組，有14.28% 的患者測不到HBV DNA的量，12.5%的患者產生 E 抗原轉陰性。在免疫功能方面，合併牛樟芝治療的 A 組，其殺手型CD8細胞及 B 細胞與控制組相比，分別為19.05%、14.11%及13.04%、11.85%，而且具有統計上意義。

由此可推測得知，合併使用牛樟芝治療將會藉由提升 B 細胞及毒殺型 T 細胞之免疫反應，進而使 B 型肝炎患者減少 HBV DNA病毒量，E 抗原轉陰率的比例亦提升，牛樟芝對 B 型肝炎的輔助治療具有相當好的功效。

| 第四章 |

牛樟芝的生理活性成分

牛樟芝的活性成分

　　這些年來許多科學家透過現代的分離、分析技術得知，野生牛樟芝具有許多複雜的成分及其生理活性成分存在。包括：多醣體（polysaccharides，如 β-D-葡聚醣）、三萜類化合物（triterpenoids）、超氧歧化酶（superoxide dismutase，SOD）、腺苷（adenosine）、蛋白質（含免疫蛋白）、維生素（如：菸鹼酸）、微量元素（如：鈣、磷）、核酸、凝集素、胺基酸、固醇類和木質素等，而這些生理活性在人體中亦具有特殊功能。有：抗腫瘤、增加免疫能力、抗病毒、抗過敏、抗高血壓、抑制血小板凝集素、降血糖、降膽固醇、抗細菌以及保護肝臟等。就整體而言，牛樟芝活性成分的研究主要是以大分子的多醣體及小分子的三萜類化合物（triterpenoids）和固醇類（steroids）為主。而牛樟芝的子實

體之生理活性成分分析中，以三萜類化合物被研究的較多，多醣體部份則較少。多醣體（polysaccharides）是由單醣類（如：葡萄糖）等多數結合而成，這些多醣體無論在構成醣的種類、化學結合方式或分子大小與性質方面，以及品種或抽萃取方法不同，都會有所差異，研究顯示，多醣體是透過人體免疫力的提升來發揮制癌的作用。

　　三萜類化合物是由三十個碳素結合而成六角形或五角形構成分子的天然有機化合物之總稱（圖十七）。1995年Cherng等人將牛樟芝子實體粉碎以甲醇萃取，經矽膠管柱色層分析，以及正相高效能液相層析等方法，再利用光譜分析來鑑定牛樟芝子實體萃取物中的成分之結合，結果發現，三種以ergostane為骨架的三萜類化合物，分別是antcin A、antcin B、antcin C，後來又發現 sesquiterpene lactone（antcin A）以及二種酚類或雙酚類的衍生物 （phenyl and diphenylderivatives）4，7-dimethoxy-5methyl-1，3-benzodioxole及2，2`，5，5`-tetramethoxy-3，4，3`，4`-bimethylenedioxy-6，6`-dimethylbiphenyl）。

　　1996年，Cherng等人以同樣的分析方式再度發現四種新的三萜類化合物，分別是antcin E、antcin F、methyl antcinate G及methyl antcin H。而Yang等人則發現二種以ergostane為骨架的新化合物，分別是zhankuic acid D和zhankuic

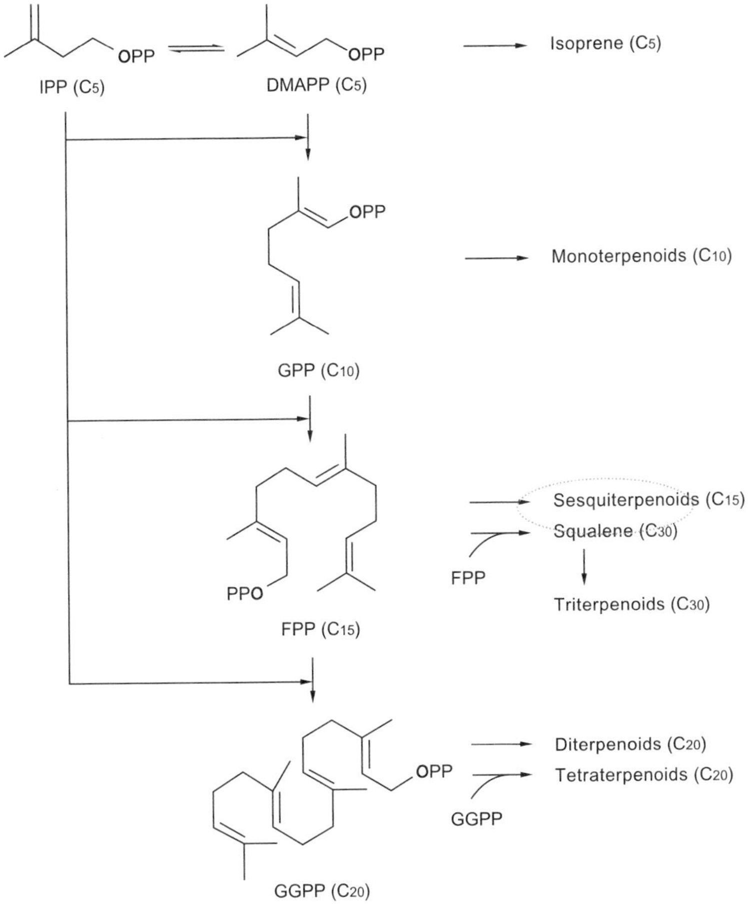

圖十七：三萜類化合物的結構體

acid E，以及三種以lanostane為骨架的新化合物，分別是
15α-acetyl-dehydrosulphurenic acid、dehydroeburicoic acid和
dehydrosulphurenic acid。另外，Cherng等人從牛樟芝子實體
分離出三萜類化合物的支鏈上均具24（28）-en的結構。這些
研究顯示，牛樟芝三萜類化合物的主結構體與靈芝的三萜類
化合物的主結構體有顯著的差異，也是一般固態栽培或液態
栽培所無法合成的特徵物質，因此可作為牛樟芝子實體的成
分特徵（圖十八）。

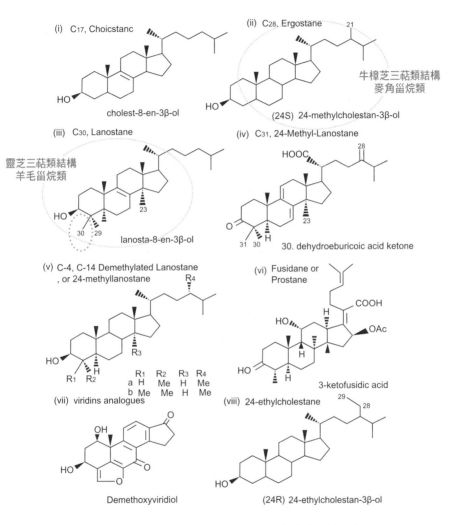

(i) C17, Choicstanc

cholest-8-en-3β-ol

(ii) C28, Ergostane

牛樟芝三萜類結構
麥角甾烷類

(24S) 24-methylcholestan-3β-ol

(iii) C30, Lanostane

靈芝三萜類結構
羊毛甾烷類

lanosta-8-en-3β-ol

(iv) C31, 24-Methyl-Lanostane

30. dehydroeburicoic acid ketone

(v) C-4, C-14 Demethylated Lanostane
, or 24-methyllanostane

	R1	R2	R3	R4
a	H	Me	H	Me
b	Me	Me	H	Me

(vi) Fusidane or
Prostane

3-ketofusidic acid

(vii) viridins analogues

Demethoxyviridiol

(viii) 24-ethylcholestane

(24R) 24-ethylcholestan-3β-ol

圖十八：牛樟芝三萜類及靈芝三萜類結構的差異

三萜類的重要性

　　三萜類是自然界常被發現的天然化合物，尤其以植物含量最多。植物富含的三萜類是屬松烯類（terpene）衍生物，是由異戊二烯為單體聚合而成的化合物。異戊二烯是由碳氫化合物或脂質經mevalonic acid合成路徑代謝而來。

　　萜類化合物的形成，起源於生物代謝的最基本物質 ── 葡萄糖，葡萄糖首先在酵素的作用下形成醋酸，三分子醋酸經生物合成產生甲戊二羥酸（mevalonic acid），在具有高能鍵的三磷酸腺苷（ATP），經過脫羧、脫水、異構化形成Dimethylally pyrophosphate（DMAPP）分子，化學組成通式為（C5H8）n，隨著分子中碳環數目增加，氫原子比例相對減少，松烯類（terpene）化合物經由氧化反應後就形成萜類（terpenoids）。

　　萜類的主要分類法是依據分子中包含異戊二烯單體數目，含有兩個異戊二烯單體稱為單萜（monoterpenoids）；含有三個異戊二烯單體稱倍半萜（sesquiterpenoids）；含有四個異戊二烯單體稱為雙萜（diterterpenoids）；含有五個異戊二烯單體稱為二倍半萜（sesterpenoids）；含有六個異戊二烯單體稱為三萜（triterpenoids）；含有八個異戊二烯單體稱為四萜（tetraterpenoids）等。

萜類的種類超過40000種以上，普遍存在於植物界與真菌界，在動物界為數甚少，他們在植物及微生物的成長與防禦扮演非常重要的角色。

　　植物的萜類由一級代謝途徑而來，他們是植物細胞的合成固醇類化合物的關鍵前趨物，主要與細胞的生理調節功能有關。如：gibberellic acids（GAs）、abscisic acid（ABA），和cytokinins是與細胞分化有關的賀爾蒙；carotenoids、chlorophylls和plastoquinons與光合作用有關；ubiquinins 與呼吸作用有關，而sterols則與細胞膜結構的穩定有關。動物的萜類也是由一級代謝途徑而來，他們與動物細胞的合成膽醇類的代謝途徑有關，是動、植物細胞維持生理恆定功能非常重要的生化物質（圖十九）。

　　除了生理調控功能之外，萜類還與生物體的防禦功能有關。單萜（monoterpenoids），倍半萜（sesquiterpenoids），雙萜（diterpenoids），二倍半萜（sesterpenoids），及三萜（triterpenoids）都屬於二級代謝物，這些具苦味的代謝物通常與植物或蕈類對抗昆蟲的過度噬食有關，他們的苦味使昆蟲退避三舍。若被咬食進入蟲體後，有些萜類會使昆蟲的消化系統產生中毒現象。也有些萜類則具有抑制微生物成長的抗生活性，可以幫助有機體抵抗微生物的侵襲，因此，萜類在植物或蕈類的生態上扮演非常重要的角色，也由於這些

生態的平衡功能，使萜類成為非常重要的醫藥成分來源。

目前最重要的抗癌藥物Taxol是由太平洋紫杉合成的萜類物質；治療白血病的vincristine及vinblastine則是由日日春（*Catharanthus roseus*）所合成。一般中藥處方中常用的甘草，則含有超過200多種具有藥效的化學物，其中最受矚目的glycyrrhizin具有抗肝炎、抗潰瘍、抗菌的功效，glycyrrhizin是經醣基化（*glycosylation*）的萜類物質。

菇、蕈類的萜類物質被研究的比較少，但他們的結構與植物的萜類結構非常相近，因此推測，他們的生理功能與代謝途徑也應該相近，儘管目前對菇類、萜類物質代謝合成途徑了解不多，但應用植物三萜類的合成調控策略，應可提高菇類三萜類的含量。

由於各種萜類化合物的分子中都具有相似的結構部分和共同的官能基，所以它們在化學特性質上都有許多共同點。例如，萜類分子大多都包含雙鍵、共軛雙鍵、羰甲基、異丙烯基等，這些都有助於波頻譜的鑑定，其所表現的共同化學反應，可提供各種化學方法對萜類成分進行鑑定和提取分離。我們的實驗室經由部分分離及透過功能性評估的方式，已初步確認並非所有的三萜類都具有生理活性，某些極性範圍內的萜類成分，比其他極性範圍內的萜類更具療效，也並非由一般慣用的HPLC分析方法就可判定三萜類含量的

多寡，更不用說許多所謂三萜類並非真的三萜類，只是在分析條件下具有吸收波而已。因此，未來學、研界需要努力的是，進一步解開牛樟芝有效三萜類的結構之謎，以建立牛樟芝產品品質的共同標準。

萜類化合物生合成機制

自從Kubota等人，於1982年首次從赤芝子實體中分離得到三萜化合物以來，截至目前為止，已經先後從赤芝子實體及孢子中分離鑑定出一百多種三萜類化學成分。三萜化合物是菇類的苦味來源，主要見於各種靈芝、猴頭菇及台灣特有的牛樟芝。報告指出，從靈芝分離得到的三萜類中，靈芝酸ganoderic acid R、T-Z在體外試驗具有抑制肝癌細胞增殖作用，又 ganoderic acid A、B、C1、C2 具有抑制大鼠肥胖細胞游離組織胺（histamine）的作用，ganoderic acid B、C2 有抑制血管緊張素（antitensin）轉化酵素的活性。

台灣學界目前針對牛樟芝三萜類的研究，大多都集中在化學成分分析和結構式的建立，對於內含成分的活性分析及代謝途徑研究的較少。楊書威先生（1990）從牛樟芝子實體發現3種以ergostane 為骨架的新化合物zhankuic acid A、B、C，從菌絲體發現5種三萜化合物:zhankuic acid D

、zhankuic acid E、15a - acetyl-dehydro -sulphurenic acid、dehydroeburicoic acid、dehy -drosulphurenic acid，其中主要的二個成分zhankuic acid A、E 經藥理活性測試，皆沒有抗膽鹼的活性，其他成分則因含量較少而沒有做藥理測試。

　　高曉薇小姐的碩士論文是先以丙酮室溫萃取牛樟芝粉末，得到的萃取物以少量甲醇溶解後過濾，取沉澱物（中極性部分）進行分離，得到六種固體，但只解出三個結構為新化合物。他們觀察其光譜，認為其結構解析有錯誤，必須增加其他光譜資料才能確認結構。

　　但在藥理試驗上，證實其化合物 B，具有降低以四氯化碳誘發急性肝障礙小白鼠之血中GPT 值之作用。程一華先生由牛樟芝中分離得到十個三萜類，一個聯苯化合物，以及二個不飽合脂肪酸。他將含量較多的化合物 B、C、I 送交台灣必安研究所做藥理試驗。化合物 B 測試抗血小板凝集反應（platelet aggregation inhibition test），化合物 C 與化合物 I 則做腸鬆弛（intestine relaxant），痙攣活性（spasmogen），抗組織胺釋放（antihistaminic），抗膽鹼（anticholinergic），及抗腦激胺（antiserotonine）的活性試驗。

　　Cherng 和Chiang（1996）發現牛樟芝子實體萃取物中含有3 種以ergostane 為骨架之三萜化合物 —— antcin A、antcin

B、antcinC。Cherng 等人亦從牛樟芝子實體萃取物中發現5 種新的三萜類化合物 —— antcin D、antcin E、antcin F、antcin G、antcin H。吳德鵬先生將牛樟芝子實體粉碎後，以甲醇加熱迴流萃取，經矽膠管柱色層分析，高效能液相層析等方法，得到十二種成分。根據文獻中得知，以甲醇加熱迴流萃取子實體，經純化鑑定出十二種化合物，其中編號①、⑤是新化合物，編號①是一倍半萜化合物。編號②、⑪、⑫是含苯環的化合物；編號⑪、⑫兩個phthalate可作polymer之可塑劑；編號③、⑤是為發表於文獻上的新類三萜化合物；編號⑦、⑧為木質素為牛樟芝所含樟樹木材部分其中之成分；而編號⑦對於加強殺蟲劑的藥效相當顯著；編號⑨、⑩是植物中常見的長鏈脂肪酸。

周正仁博士（2002）將牛樟芝子實體先以酒精萃取，再以水與二氯甲烷進行液液萃取，取其有機層進行分離，得14種成分，其中四種成分3β， 15α –dihydroxylanosta -7，9，24-trien-21-oic-acid⑦, sulphurenic acid⑨, versisponic acid D⑪及actcin K⑬係首次從牛樟芝獲得，而成分⑦和⑬更是首次由天然物界發現（周，2002）。陳曉娟小姐（2004）將牛樟芝菌絲體之酒精萃取物進行分離純化，得到四個羊毛甾酸化合物（lanostane-type compound）分別為dehydroeburicoic acid，eburicoic acid，dehydro- sulphurenic acid及sulphurenic acid，這類化合物亦存在子實體中，但其活性並未作深入探討。歐貴仁先生（2005）從牛樟芝過濾醱酵液中進行純化，在乙酸乙酯萃取層中，發現一個接近純的物質，命名為AC-X。在為期八週的四氯化碳肝損害的動物模式中，相對於不給藥的控制組，AC-X只需要相當低的劑量，治療組動物的觀察指標都比未治療組動物的指標有顯著的改善，這表示AC-X具有很好的保肝效用。

南台科技大學的林豔琪小姐則從牛樟芝固態醱酵產物中分離出數個具有抑制A549及HCT-8腫瘤細胞生長的Fractions，並從中分離純化得到一個白色結晶物，化合物分子式為C10H12O4，分子量為196，這個化合物可抑制腫瘤細胞的生長。除了這個化合物之外， Fraction 11具有更佳的抑制腫瘤生長活性及抗氧化能力，但可惜的是因為濃度太低，其化學結構無法進一步鑑定，未來應繼續進行研究，以找出活性更好的新化合物。

三萜類的結構與生化活性

一般三萜類依其結構可再細分為麥角甾烷（ergostane）和羊毛甾烷（lanostane）兩大類。Ergostane和lanostane在化學結構上非常相近，僅在C29、C30有所不同，lanostane在

這兩個位置比ergostane多了甲基分子，因此極性較低。羊毛甾烷（lanostane）被氧化即變成羊毛固醇（lanosterol），在動物體內，lanosterol會被進一步轉化為動物性膽固醇（cholesterol），及固醇類（sterols）。相同的，麥角甾烷（ergostane）也會被氧化變成麥角固醇（ergosterol）。在植物及真菌中ergosterol會被轉換成植物性膽固醇（phytosterol），固醇類皂素（steroidal saponins）。食、藥用菇類的三萜類一般就是由羊毛甾醇或麥角甾醇所構成，由不同的甾醇所構成的三萜類，不論化學特性或生化特性都有很大的差異。

牛樟芝剛被發現時，被誤認為是靈芝的一種，它的醫療效果也常被用與靈芝做比較，事實上，牛樟芝的三萜類和靈芝的三萜類是不相同的，靈芝的三萜類主要以羊毛甾醇為主，而牛樟芝子實體的三萜類則多屬於麥角甾醇。

羊毛固醇類的三萜類化合物常在其它菇菌類被發現，如sulphurenic acid（硫絢孔菌酸），eburicoic acid（層孔酸菌）等化合物，麥角甾烷（ergostane）三萜類化合物則比較罕見，可作為鑑定牛樟芝的指標成份。牛樟芝的麥角固醇（lanosterol）三萜類，如zhankuic acids A，B，C和antcin K，大多具有化學異構物（isomers），在高解析液相層析儀（HPLC）可以看到許多個相鄰的波峯，但其UV全光譜的形

態可能完全相同，因此很難單靠HPLC就判斷其間的差異。

　　儘管三萜類化學異構物的結構差異性不大，但對人體的藥效可能有天壤之別，除非將一個、一個成份分離出來並鑑定其化學結構，及評估其個別藥效，否則很難判定何者才是真正具有療效的活性成份。因此，單純用HPLC的圖譜去認定牛樟芝三萜類的含量及品質，其實是與事實相背離的。坊間有人以分析三萜類的HPLC條件來分析牛樟芝代謝產物，並由HPLC圖譜吸收面積高低，來宣稱產品的三萜類含量及品質優劣，這種作法其實有誤導消費者之疑。三萜類在254nm的波長之下的確具有最高的吸光值，但並非所有在此波長之下具有吸光值的成份都是三萜類，在未實際了解牛樟芝三萜類的結構及藥理活性之前，HPLC的圖譜僅能當作該產品品質管控上的指紋辨識標準，但無法作為判定產品好壞的依據。

　　在動物、真菌或植物體裡，cholesterol，lanosterol及ergosterol 在生理或生化方面均扮演著非常重要的角色，研究證實了cholesterol， lanosterol及ergosterol分別是動物、植物和真菌經由squalene生合成sterol途徑之中間產物，在此生合成途徑中，配合順序不同的C-4、C-14之去甲基（demethylation），C-24 的甲基化（methylation）、氧化還原及雙鍵等步驟，可得到不同的類三萜化合物，這些類

三萜廣泛存在於生物體中，對於生物演化上佔有關鍵的地位。cholesterol，lanosterol及ergosterol等三種類原本存在於不同生物體內，因其代謝途徑相同，結構也非常類似，因此會相互干擾彼此的生化功能。若進一步比較cholesterol、lanosterol及ergosterol三者結構之差異，我們可發現，ergosterol與cholesterol在結構上比lanosterol更為相近（圖十九），因此ergosterol比lanosterol更容易影響cholesterol在動物細胞膜上的生化功能。目前牛樟芝的活性成份雖尚未完全了解，但由結構分析，牛樟芝的三萜類屬ergosterol，而功能性評估也證實牛樟芝三萜類比其他藥用菇的三萜類（如靈芝，桑黃）更有效。主要原因是牛樟芝三萜類是由ergosterol所構成，其他藥用菇的三萜類則為lanosterol的衍生物，因此牛樟芝的三萜類更容易干擾動物細胞的細胞週期。

綜合這些結果可推論，牛樟芝的強力藥效應來自其獨特的ergosterol三萜類，雖然lanosterol的三萜類成份常見於許多植物或藥用真菌，但唯獨牛樟芝可生產與cholesterol 結構極端相近的ergosterol為主的三萜類，因此，牛樟芝也很容易影響與動物膽固醇代謝有關的途徑。膽固醇（cholesterol）是動物細胞膜重要的組成物質，膽固醇的代謝與細胞成長週期有很密切的關係。牛樟芝所含的氧化型類三萜化合物與膽固醇很接近，所以很容易干擾動物體膽固醇的代謝及細胞膜合

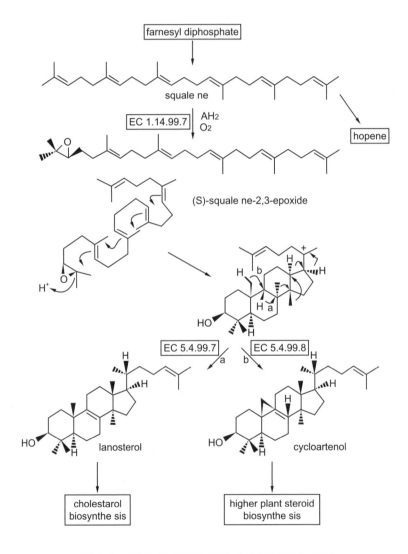

圖十九：動物性萜類及植物性萜類結構的差異

成的生化過程，因此，ergosterol三萜化合物對細胞的成長週期與生理代謝會有很大的影響，這或許可解釋牛樟芝子實體具有降低膽固醇，誘導腫瘤細胞凋亡，甚至將癌症細胞反轉成為正常細胞功能的原因。

　　另外，根據台灣研究牛樟芝的權威張東柱博士的分析——野生牛樟芝子實體、不含牛樟木材的洋菜營養培養基栽培牛樟芝子實體、野生牛樟芝菌絲體、與洋菜營養培養基栽培養牛樟芝菌絲體，四者中的三萜類成分有很大的差異。其中，以野生子實體含有最豐富的麥角固醇的三萜類，洋菜營養培養基栽培的子實體除含有羊毛固醇的三萜類成分外，也含有一些野生子實體特有的麥角固醇三萜類，如zhankuic acids A，B，C和antcin K。野生菌絲體不含任何子實體特有麥角固醇的三萜類，但含有一些非子實體特有之羊毛固醇的三萜類如sulphurenic acid、dehydrosulphurenic acid、eburicoic acid和dehydroeburicoic acid，及牛樟菇特有的單酚化合物4，7-dimethoxy-5-methyl-1，3-benzodioxole。除此之外，洋菜營養栽培基培養的菌絲體成分，與野生菌絲體相近，僅含有羊毛固醇的三萜類如sulphurenic acid，dehydrosulphurenic acid， eburicoic acid和dehydroeburicoic acid及特有單酚化合物4， 7-dimethoxy-5-methyl-1，3-benzodioxole。張博士根據這些結果做出一個結論，不論是野生或人工栽培的子實體，都含有牛樟芝特有的麥

角固醇三萜類，但不論是野生或人工培養的菌絲體，都不含牛樟芝子實體特有麥角固醇三萜類，生理活性自然比子實體差。

　　綜合來說，牛樟芝子實體的三萜類在質與量上都比菌絲體豐富許多，菌絲體含有的羊毛固醇三萜類在子實體皆可被發現，但子實體所含的麥角固醇三萜類在菌絲體則無法形成。因此，麥角固醇三萜類可以用來辨別市售膠囊產品是子實體或菌絲體的依據。目前，市面上牛樟芝因生產方式不同導致產品種類繁多，極度競爭之下，有些產品標榜多醣體含量比野生子實體高出若干倍，有些號稱經rDNA鑑定，與野生子實體相似度達99.9%以上，有些則打出三萜類含量是子實體的多少百分比等等，各種不同的表達方式都是為了傳達自家的高品質概念，然而由於表達方式不同，不同廠家各說各話，消費者則陷入五里霧中無所適從。

　　事實上，牛樟芝產品的好壞無法直接由簡單的多醣體或三萜類含量加以界定，原因是現階段多醣體的檢測，及三萜類的分析並無標準方法，縱使分析出這兩類成份的含量，但到底是那一類的多醣體最有調節免疫的效果，或哪一種結構的三萜類最具有抑制腫瘤生長的功效，目前的研究都沒有定論，更無法得知多醣體或三萜類含量，是否與藥效有絕對的正關聯性。因此，建立一套標準的成份分析，及功能性評估方法是刻不容緩的。

| 第五章 |

牛樟芝活性萜類物質的代謝調控

生物次級代謝物的重要性

次級代謝產物是指生物體內的一大類化合物，它們與細胞生命活動或生長發育並無直接關聯，它們的產生有種屬、器官、組織以及生長發育時期的特異性，通常是遭遇環境壓力時，細胞為了抵抗這些壓力所合成出來的小分子物質。次級代謝物的生成被認為是生物在長期進化中對生態環境適應的結果，許多生物在受到病原微生物的侵入感染後，會產生並大量累積次級代謝產物，以增強自身的免疫力和抵抗力，因此，它在處理生物與生態環境的關係中，扮演著重要的平衡角色。

生物次級代謝途徑是高度分支的途徑，這些途徑在生物體內或細胞中並不全部開放，而是僅定位在某一器官、組織、細胞或細胞器中，並受到獨立的調控。生物次級代謝物

種類繁多，結構迥異。這些次級代謝產物依據主結構不同，可分為苯丙素類、醌類、黃酮類、單寧類、類萜、甾體、生物鹼七大類；也可依據代謝途徑的不同，區分為酚類化合物、類萜類化合物、含氮化合物（如生物鹼）等三大類，每一大類的已知化合物都有數千種甚至數萬種以上。

　　另外，也有人根據次級代謝產物的生理作用不同，區分為抗生素、激素、生物鹼、毒素及維生素等類型。

抗生素 ——

　　這是由微生物或植物體所產生，具有特異性抗菌作用的次級代謝產物，目前發現的抗生素已有2500～3000種，如：青黴素、鏈黴素、四環素類、紅黴素、新生黴素、新黴素、多黏黴素、放線菌素、萬古黴素等幾十種抗生素。

激素 ——

　　微生物或植物體產生，一些可刺激動、植物生長、器官發育或組織分化的次級代謝物質。例如植物生產的cytokinins、赤黴菌（*Gibberella fujikuroi*）產生的赤黴素等。

生物鹼 ——

　　生物鹼是由植物或微生物產生，一些具有抵抗昆蟲、微

生物入侵功能的次級代謝物質。例如太平洋紫杉生產的紫杉醇（Taxol），麥角菌（*Claviceps purpurea*）生產的麥角生物鹼等。

毒素 ──

　　大部分細菌產生的毒素是蛋白質類的次級代謝物質。如破傷風梭菌（*Clostridium tetani*）產生的破傷風毒素、白喉桿菌（*Corynebacterium diphtheriae*）產生的白喉毒素、肉毒梭菌（*Cl・botulinum*）產生的肉毒素及蘇雲金桿菌（*Bacillus thuringiensis*）產生的伴胞晶體蛋白等。放線菌、真菌也可產生毒素。例如黃麴黴（*Aspergillus flavus*）產生的黃麴黴毒素、擔子菌產生的各種蘑菇毒素等，這些毒素通常與抵抗異種生物的侵蝕有關。

色素 ──

　　不少微生物與植物在代謝過程中，會產生各種有顏色的產物，這些次級代謝物通常與能量轉換功能（如細胞呼吸、光合作用）有關。例如由植物或藻類產生的葉綠素會使細胞變成綠色；黏質賽氏桿菌（*Serratia marcescens*）產生的靈菌紅素，在細胞內累積到一定濃度後會使菌落呈現紅色。

維生素 ──

　　維生素是細胞成長需要的一級代謝物質，但作為次級代謝物質時，是指在特定條件下，細胞產生的遠遠超過自身需要量的那些維生素，例如丙酸細菌（*Propionibacterium sp.*）產生的維生素B_{12}，分枝桿菌（*Mycobacterium*）產生菸鹼胺，假單胞菌產生生物素，以及黴菌產生的核黃素和β-胡蘿蔔素等。

　　初級代謝物通常貫穿於生命活動起始與終止，與有機體生長成平行進行。次級代謝產物，一般只在有機體生長後期或生命遭受環境壓力時才會合成。此類生物體的生長和次級代謝過程可區分為兩個階段，即細胞生長階段和次級代謝產物合成階段。在營養充足的狀況下，細胞生長迅速，中間產物很少積累，所有的初級代謝物將應用在細胞結構的組成與能量的消耗。然而，當容易利用的糖、氮、磷消耗到一定量之後，細胞開始感受到營養不足，或環境壓力阻礙成長時，原有與生長有關的酶活力將下降或消失，細胞的生長速度因而減慢，細胞內的初級中間產物就會慢慢累積。這些累積的中間產物會促使轉化酶活力上升，導致細胞生理階段轉變，即由生長階段轉為次級代謝物質合成階段，此時，原來被阻遏的次級代謝的合成酶，被激活開始進行生化反應合成。例如，青黴素合成中的醯基轉移酶、鏈黴素合成中的醯基轉移

酶等次級代謝的關鍵酶，都在細胞停止或減緩生長階段被合成。

欲增加次級代謝物的合成，就必需給與細胞適當的壓力，迫使細胞因培養條件的改變，而增加次級代謝產物的合成效率，若一直維持良好的培養條件，則細胞將持續進行成長，次級代謝物的產量反而降低。次級代謝物通常以初級代謝產物為前驅物，並受初級代謝途徑的調節。初級代謝的關鍵性中間產物，多半是次級代謝的前驅物。例如糖降解產生的Acetyl-CoA是合成四環黴素、紅黴案及 β -胡蘿蔔素的前驅物；纈氨酸、半胱氨酸是合成青黴素、頭孢黴素的前驅物；色氨酸是合成麥角鹼的前驅物等。由於初級代謝物為次級代謝提供前驅物，當產生前驅物質的初級代謝途徑受到控制時，也必然會影響到次級代謝途徑的進行。因此，初級代謝物具有調節次級代謝的作用。想要增加次級代謝物的合成量，就必須使由初級代謝物到次級代謝物的生化途徑保持順暢。

菇類次級代謝物 ── 三萜類的合成途徑

菇類，泛指真菌類形成的有性生殖器官中，具有形態大致可用肉眼認明的子實體。這類的菌類多數為擔子菌

（*Basidiomycota*），亦包含部分子囊菌（*Ascomycota*）。研究指出，擔子菌被認為是一種演化過程中較晚出現的菌類。擔子菌通常因為容易分解的有機物已被其他菌類所使用，所以只能利用難以分解的有機物，或靠與樹根結成共生關係而生存下來。由於共生關係，擔子菌演化出與高等植物非常類似的合成路徑，以致擔子菌雖是真菌，但它的次級代謝產物與植物的代謝物比較相近，與其他真菌類的代謝物差異反而比較大。例如，經由mevalonic acid合成路徑所產生的三萜類及倍半萜類，在擔子菌及植物中很常見到，但在其他菇、蕈類中這類物質則很罕見。

在萜類化學的研究過程中，曾一度以為菇類的萜類化合物是由異戊二烯聚合而成，但後來研究發現，在菇類的代謝物中很難找到異戊二烯的存在，反而有越來越多的實驗證明，菇類萜類化合物的形成，應起源於生物代謝的最基本物質 —— 葡萄糖，經mevalonic acid合成路徑所形成的diphosphate（IPP）與 dimethylally pyrophosphate（DMAPP）所組成，而非來自於異戊二烯的聚合體。因此，把異戊二烯當作是萜類化合物的碳架結構，或把萜類化合物的碳架結構分成若干個異戊二烯構成的方法，只能作為對萜類化合物的結構和分類的一種識別方法，不能代表菇類萜類化合物的合成途徑，因萜類化合物的代謝調控，應由與

葡萄糖代謝有關的途徑切入。

由葡萄糖代謝產生的diphosphate（IPP，C5）會先合成geranyl pyrophosphate （GPP，C10），接著萜類化合物的單萜（monoterpenoids）是由geranyl pyrophosphate （GPP，C10）；倍半萜（sesquiterpenoids）是由farnesyl pyrophosphate（FPP，C15）；雙萜（diterterpenoids）是由geranylgeranyl pyrophosphate （GGPP，C20）所合成；三萜（triterpenoids）則是由六個IPP及兩個FPP縮合而成；四萜類（如carotenoids）則是由兩個大的GGPP縮合而成的大型分子。由這些分析結果可知，儘管萜類分子多達40000種，但他們的合成與堆積木很類似。這麼多不同萜類分子，基本上僅是由IPP，DMAPP， GPP，FPP，及GGPP等分子排列組合而成，這與A，T，G，C四種核酸分子排列成不同功能的基因組成非常類似。由此可證，大自然的原理其實是非常簡單且一致。

由於結構的關係，菇類的萜類化合物一般均難溶於水，但易溶於親脂性的有機溶劑。低分子量或官能基比較少的萜類，如單萜和部分倍半萜，在常溫下多呈液體或低熔點的固體，具有揮發性，能隨水蒸氣被蒸餾出，也比較容易溶於水。隨著分子量及官能基增加，萜類化合物的揮發性會降低，熔、沸點則提高，部分多官能基的倍半萜、二萜、三萜

等，多為具有高沸點的液體或結晶固體，無法被水蒸氣蒸餾出，也難溶於水中。

　　牛樟芝的活性成份三萜類屬高分子量、多官能基、低揮發性的物質，一般僅以熱水煮沸的方法無法將菇體中的萜類（尤其是高階的三萜類）溶解出，因此食用的效果往往大打折扣，比較有效的牛樟芝食用方法將於下面章節中詳述。

牛樟芝萜類活性物質含量與年份的關係

　　一般而言，年份越高、菇體越大的牛樟芝越昂貴，然而消費者花很多錢購買高年份的菇體到底值不值得，一直是令人感到很困惑的問題。若以物以稀為貴的角度思考，高年份菇體得之不易，而且採摘下來之後，很難再有第二朵出現，因此市場價格高是可以理解的，而願意買如此高檔牛樟芝子實體的人，通常也並非以治病為目的，而是以購買藝術品或古董品的角度來思考，故價格再高也仍然炙手可熱，而藥效是否符合它的身價就變得不是那麼重要了。然而若是買來治療疾病之用，藥效的好壞應該還是首要考量，衡量萜類活性物質含量與牛樟芝年份的關係就變得非常重要。

　　根據次級代謝物的生化合成原則，在活躍的生長期時，細胞因忙於複製，通常會將資源投注在與生長有關的一級代

謝物合成上，與生長無立即關係的次級代謝物合成途經就會被關閉，唯有當細胞進入生長停止的成熟期時，環境的壓力產生足夠強度的刺激時，細胞為了保護自己，就會啟動次級代謝物的合成，使具防禦功用的代謝物快速累積。

　　牛樟芝具生理功能的萜類物質就是屬次級代謝物，這種次級代謝物的合成特性，使年份較高的菇體通常含有較高濃度的萜類物質，也就是說愈老的子實體含有愈高含量的代謝物，價格自然也昂貴許多。不過這種年份與活性物質含量的關係並非永遠是線性的，當細胞越來越老化，次級代謝物合成能力將會下降，老化後的菇體會木質化，以致越來越不易受外力攻擊時，次級代謝物的合成速率也將大幅度降低。另外，若子實體所處的外界環境壓力很低時，牛樟芝也不會浪費資源在次級代謝物的合成上。牛樟芝次級代謝物含量僅有在一定年份內會隨時間增加而增加，超過一定年份後，次級代謝物合成其實與年份應該是無關的。

　　為了了解年份與成份之間的關係，我們取不同生長年份的牛樟芝子實體，用溶劑加以萃取，再用HPLC及人類癌細胞株進行分析，以找出萜類活性物質與年份之間的關聯性。HPLC分析結果發現，二年內生的牛樟芝菇體，萜類活性物質的含量的確與年份有關，年份越高者，總萜類物質含量越多，二年生的子實體其萜類總濃度高於一年生，一年生的又

明顯高於半年生，這樣的趨勢符合一般的期待。然而當子實體的生長年份高於兩年以上時，萜類物質的總含量就不再隨著年份的增加而變高，反而是維持一種水平的關係（如圖二十）。這結果似乎暗示著，牛樟芝子實體內萜類物質的合成速率在兩年內達到最高峰，之後雖然菇體持續成長，但萜類物質合成速率不再增加。

　　為了進一步了解這樣的成份變化傾向，是否會影響藥效，我們進一步以不同人類腫瘤細胞進行生長抑制實驗。結果發現，牛樟芝子實體抑癌活性與年份也呈正相關，年份越高的子實體具有越佳的抑癌活性；年份越高的子實體對更多種類的人類腫瘤細胞具有抑制活性。乍看之下，這樣的結果與HPLC分析的結果相符合，由HPLC的分析結果，兩年以下的牛樟芝總萜類物質成分與生長年份成正比，細胞株實驗也證實抑癌活性與年份有關。但超過兩年後，這種年份、成分、抑癌活性的關係產生有趣的非同步現象。在HPLC的分析結果上，兩年以上的牛樟芝子實體總萜類物質成份不再增加，但在腫瘤細胞的實驗卻顯示，抑癌活性還是與年份成正比，這結果似乎暗示著，HPLC分析顯示的萜類物質含量和抑制腫瘤細胞的活性並沒有絕對的關聯性。這兩個相互矛盾的結果，引導我們進一步探究到底萜類物質含量與抑癌活性是否有關呢？

為了解開這個謎團，我們將不同年份的HPLC圖譜進行詳細比對，結果發現，儘管兩年以上的子實體其萜類物質總含量不再變化，但個別成分的濃度比例卻有很大的差別，尤其在中低極性範圍內的成份，隨著年份的增加有顯著的增加，低極性與高極性區的成份則有明顯的下降，也就是說 —— 萜類物質總含量不變，但物質分佈往中間成分集中，這種成份間的相互消長現象，可能是造成高年份的子實體其萜類物質含量，和抑制腫瘤細胞的活性之間，產生的非同步現象的原因。因此，雖然超過兩年的子實體，其總萜類物質含量不再增加，但萜類物質之間仍可進行生化轉化，隨著年份的增加，子實體會將萜類物質進行生化修飾，修飾後的成分就是藥效的來源。

　　這個結果和民間長期使用牛樟芝的經驗相符合，根據許多食用牛樟芝的消費者描述，年份高的牛樟芝的確比年份低者更有效，尤其針對許多疑難雜症，包括：降低尿蛋白、清除膽固醇、改善糖尿病徵狀、降血壓等都是以高年份的子實體較有效。在腫瘤方面的治療更明顯，一般低年份的牛樟芝只對肝腫瘤有效，對其他癌症，如肺癌、乳癌、大腸癌等並無太大效果，但超過五年以上的牛樟芝，對上述這些癌症仍有效。由這些結果我們可以推論 —— 年份較高的牛樟芝可能含有較具療效的高階次級代謝成份，縱使總萜類物質濃度不

再增加，某些極性範圍內的萜類物質含量應隨著時間的增加而增加，而這些物質可能就是造成牛樟芝子實體具有廣譜性抗癌活性的原因。

　　要判斷牛樟芝的藥效好壞就不能粗略的以總萜類含量來比較，而是需要精確的分析出特定範圍內，效果比較明確的萜類物質濃度，依此才能比較出產品的好壞。事實上，我們針對許多不同來源的市售牛樟芝產品進行比較也發現，有些總萜類物質含量高的產品，其效果反而比含量低的產品差，有些號稱子實體萃取的產品，經分析結果，活性與真正子實體相差甚多。這結果也呼應了牛樟芝權威張東柱博士曾發表的言論：「這些結果在提醒我們不能迷信於萜類物質含量的高低，而是要更精確的定義出牛樟芝的真正有效成份，而不是像現在籠統的以總三萜類含量一語帶過，這是很嚴重的誤導消費者。」

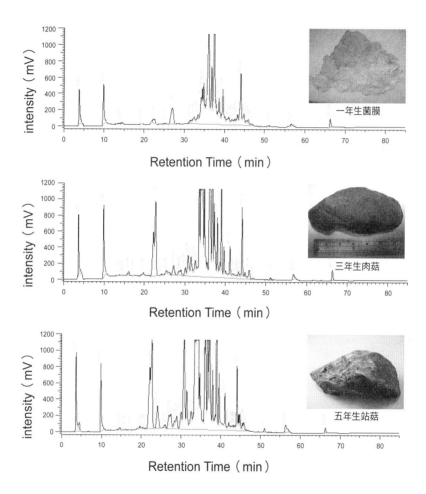

圖二十：不同年份菇體三帖類芝比較

提高牛樟芝三萜類代謝物合成的策略

　　儘管目前牛樟芝的品質標準尚無定論，但盡量增加牛樟芝次級代謝物（包括萜類化合物）的合成，是提高產品功效的重要策略，雖然牛樟芝所含的萜類化合物在牛樟芝生理、生態上扮演的角色並不是很清楚，但推測應與其他植物產生的萜類扮演的角色很類似。靈芝或牛樟芝等真菌，在菌絲態時深藏在木頭中，不易受到昆蟲攻擊。當菌絲分化成初生態時，嬌嫩的菇蕾會由木頭冒出，缺乏堅硬的木質素保護，此時的菇體若無防禦措施，很容易受昆蟲或微生物的攻擊。為了防止被囓食，初生的菇體會大量合成具苦味及抗生活性的萜類成分來保護自己，因此一般僅有分化完全的子實體，才擁有完整的次級代謝物，未分化的液態菌絲體或分化不完全的固態菌絲體，其萜類含量都相對較低。依據萜類物質在牛樟芝生長過程中扮演的角色推估，想要增加牛樟芝三萜類的合成有下列幾個策略：

1、牛樟芝寄生宿主木料的篩選

　　在野外，一直未發現牛樟芝可在其他樹種生長，一般人以為牛樟芝只能生長在牛樟木上。根據我們的研究發現，經過適當的處理，牛樟芝幾乎可以在任何一種樹種上形成子實

體。

　　自然界中，牛樟芝之所以不能生長在其他樹種上，可能的原因是它的菌絲生長緩慢，在一般的腐朽枯樹上，無法與其他微生物競爭，但牛樟木具有抗生活性很強的精油成份，可以抑制其他雜菌的生長，經過多年的適應，牛樟芝演化成不僅不怕牛樟樹精油，反而可藉由精油刺激，加速其生長。

　　在實驗室中，一般的樹木需先經過適當的蒸煮殺菌，以移除原來附著在木頭上的雜菌，接著在環境控制下將牛樟芝植到木頭上，只要能避免雜菌的污染，牛樟芝即可在非牛樟木上生長。由非牛樟木長出的牛樟芝與野生牛樟芝非常相像，單從外觀並不容易分辨是由那種樹木長出，若進一步分析其化學成分，即可明顯分辨出不同樹種來源的子實體之間的差異性。一般而言，還是以生長在牛樟木上的牛樟芝效果最好，由其他樹種培育出的牛樟芝效果仍打了些折扣，這可能與牛樟芝的代謝途徑受樹種的影響有關，詳細的比較將在下面章節中述及。

　　除了樹種會影響牛樟芝的成分外，不同棲息地與不同樹齡的牛樟木也會影響野生子實體的代謝。一般而言，台灣西部山區出產的牛樟芝顏色比較鮮紅，味道比較清香；東部近海邊出產的牛樟芝色澤比較暗紅，味道比較屬重香。

　　一般認為，不同產地的牛樟芝具有差異是因為牛樟木

樹種不同所致。為了了解不同棲息地、不同樹齡的牛樟木，對牛樟芝的生長與功效是否有影響，我們將牛樟芝菌種植入不同來源與樹齡的牛樟木上，然後取樣分析由不同棲息地、不同樹齡、不同位置樹段長出的一年生牛樟芝，其生長、次級代謝物含量及生理活性的差異性。結果發現，在人工培育下，來自不同棲息地的牛樟木對子實體的外觀、顏色、氣味、與生理活性影響並不大。這表示，樹種的差異性並不是造成不同產地牛樟芝品質差異性的主因，推測可能是因棲息地的氣候、海拔高度等環境因素所造成。

在西部山區，牛樟木生長的環境中，空氣的流通量較低，牛樟芝生長時釋放出的香味分子不會被氣流吹散，較輕的芳香分子容易留在子實體中，菇體聞起來的氣味比較清香。在靠近海邊的東岸棲息地，由於海風吹拂，牛樟芝的芳香氣味容易被吹散，為了保持菇體氣味，原來易揮發的低分子量芳香分子，會被轉化為高分子量，氣味自然就會變得比較厚重，這由氣相層析儀分析級可觀察到其中的變化。

儘管氣味及色澤有差異，但實驗結果也證實 ── 來自不同產地的子實體，其功效差異並不大，這表示味道的濃淡、色澤鮮豔與否與功效無直接關連，當然，無法當作判定牛樟芝品質好壞的標準。想要買到高品質的牛樟芝，單從外表及氣味判斷還是有困難的，唯有靠儀器分析或有經驗的行家協

助，才是比較可靠的作法。

　　進一步研究發現，不同樹齡的牛樟木，對牛樟芝的生長與代謝也是一個很重要的變因。在野外，僅有老齡化後中空的牛樟木樹洞才能長出牛樟芝，年輕的實心牛樟木，除非被砍伐或因風災倒下後，再經歷相當長時間的風吹日曬，才有機會長出牛樟芝，生意盎然的年輕牛樟木無法長出牛樟芝。一般推論，這可能與牛樟木內含的精油具有抵抗真菌生長的抗生特性有關。雖然有研究顯示，牛樟木精油會促進菇體生長，但我們的研究發現，年輕的實心牛樟木的精油含量很高，過量的精油反而抑制牛樟芝的生長。經歷風吹日曬後的牛樟木，木頭內的精油會被慢慢蒸發掉，當達到適當的時機時，牛樟芝就會侵入木材中寄生。在植菌的研究中也證實 ── 老齡化牛樟木，的確比年輕樹齡的牛樟木更容易植入牛樟芝；中空的牛樟木樹洞內層，比樹根部份更容易植入。

　　二十年生的牛樟木段不容易被牛樟芝直接寄生，但經適當的蒸、煮處理以去除過量的精油成分後，牛樟芝就可以在這樣年輕型樹齡的牛樟木生長；質地疏鬆的十年生幼年型牛樟木，其牛樟芝的感染率都很低，去除精油後容易造成雜菌污染。這表示，除了精油之外，牛樟木的纖維素組成，也是影響牛樟芝生長的重要因子。

　　牛樟木頭質地也是一個重要影響因子，生長在老齡樹洞

內層，或去除精油的年輕牛樟木上的子實體，其生長速度最快；生長於質地堅硬的樹根部份的牛樟芝，則生長速度較為緩慢。此外，無論樹齡大小，未去皮的牛樟木無法使牛樟芝侵入，但去皮後，牛樟芝可以很順利的被植入樹木外層，這可能與樹皮的保護功能有關。

除了子實體成長速度不同外，牛樟芝次級代謝物的含量也受到木材品質的影響。若以不同樹齡和位置的牛樟木作比較，長於高樹齡、質地堅硬樹頭上的子實體，含有最多量的次級代謝物，已腐朽或樹齡較輕的牛樟木材，雖利於子實體的生長，但明顯不利於次級代謝物的合成。生長於牛樟木上的子實體，遠比生長於非牛樟木上的子實體，含有更高濃度的次級代謝物。利用非牛樟木培育出的牛樟芝子實體，雖然以目前的技術，無法獲得與生長於牛樟木上的子實體一樣多的有效成分，但無論生長於何種木材，子實體的次級代謝物含量仍比固態、液態菌絲體含量高。在牛樟木越來越稀少的狀況下，非牛樟木培育牛樟芝技術，應是一條可解決牛樟木稀少的途徑。若能更深入研究，未來有機會找到牛樟木替代品，屆時牛樟芝將不再受保育的限制，使之國際化的機會將更高。

2、牛樟芝菌種篩選

　　牛樟芝來自不同的野生環境，單純由子實體的外觀及氣味，即可明顯辨別出其差異性，這種差異性可能來自於不同基因組成，也可能來自於同一基因組成，但成長環境不同所造成。

　　為進一步釐清野生牛樟芝菌種是否有很大差異，我們將外觀、顏色、氣味差異大的子實體個別進行菌種分離，再利用DNA鑑定、生長性狀比較，及次級代謝產物圖譜分析，以比較其差異性。結果發現，不同來源的野生子實體，其DNA差異性並不大，DNA相似度反而高達99%以上。但當培養在洋菜培養基上時，他們的成長情況有時卻有相當大差異。不同來源的個別菌絲體成長速度，可能相差達一倍以上。外觀上，有些菌絲長得厚實、濃密；有些菌絲則顯得稀疏；有些菌絲的顏色鮮紅，有些菌絲則偏橘黃色。

　　大多數的牛樟芝在洋菜培養基上，自始至終維持菌絲態，但有些菌絲也有可能長成多孔狀的擬子實體態，若分析這些菌絲體的代謝物組成，其差異性更大。在相同的固態洋菜培養基上培養，有些菌種可合成較多量的次級代謝物，有些則完全測不到次級代謝物的產生。由HPLC圖譜上，觀察到次級代謝物的分佈與含量也有很大不同，最令人關切的生理活性強度，也會因菌種的不同而有很大差異。以對腫瘤細

胞生長抑制活性當作評估標準，當中的差異性更可達數倍之多。台灣山區有許多牛樟芝變異種的存在，由大量的變異種中篩選出更具有藥效或生長更快速的優良菌種，是非常重要的。十年來，我們收集到許多牛樟芝的樣本，大部分是一般常見的紅色牛樟芝，也有非常罕見的白色牛樟芝及黃色牛樟芝，不同顏色的牛樟芝差異性很大，我們將在下面章節中詳述。

由這些結果我們可以理解，牛樟芝的菌種的確存在著極大的差異，單純從DNA分析無法看出其間差異，唯有從生化功能的強弱，才能篩選出效果更佳，藥效更特殊的菌種。坊間，有些公司宣稱該公司產品的DNA與子實體相似度達多少％，來表示產品的品質，其實是不正確的說法。事實上，牛樟芝品質好壞，還是要由實際功效驗證才能評判。

3、生長環境調控

台灣氣候沒有太明顯的四季之分，平地的氣溫全年都在攝氏二十度左右，但在海拔較高的山區，氣溫的變化非常大。牛樟芝的原生環境，是在海拔約四百五十公尺到二千尺，這樣海拔的山區，氣溫的變化相當明顯。尤其在冬季時，早晚的溫差很大，牛樟芝的生長便會受到很大影響。一般而言，牛樟芝在低於二十度以下的環境，成長速度緩慢，

低於十度以下則停止生長。野生牛樟芝採收期是每年的五月到十月之間。每年梅雨季節開始，潛藏過冬的牛樟芝菌絲體，享受到當年度的第一場雨滋潤之後，菌絲體就開始迅速分裂及分化為子實體，但此時的菇體通常較小。夏季的七、八、九月是採集的高峰期，產量高，菇體也較大，是一年的銷售旺季；到了每年十月以後氣溫下降，菇體生長趨緩，採集者便停止採收，一直要到隔年五月以後，才重新開始新年度的採集。因此，野生牛樟芝一年僅有約六到八個月的採收期，產量自然相當少。

為了提昇牛樟芝產量，許多學者紛紛投入相關研究，有些研究發現，利用溫、濕度控制的方式，使牛樟芝生長環境維持在室溫以上，其子實體成長速度比野生子實體快很多。由於這些研究結果的發表，許多牛樟芝栽培場，紛紛採用環境控制的方式來培育牛樟芝，產量也的確比野生子實體高很多。

由生長的角度來看，人工栽培的子實體的確比野生子實體快很多，然而，這樣的培育方式是否真能獲得高品質的子實體呢？

為了了解二者間的差異，我們將野生子實體與人工栽培子實體進行對照分析。結果發現，利用溫度、濕度控制培養的子實體，其菇體較大，但質地較鬆軟，三萜類含量較野生

子實體的含量低，生理活性也比天然子實體差。我們推測，這可能與均一化的溫度，缺乏對子實體產生刺激壓力，在沒有威脅的狀況下，牛樟芝就會往適合生長的一級代謝途徑方向走，而適合三萜類合成的次級代謝途徑則將受到壓抑。

我們進一步模擬野生的溫度變化情況，來觀察牛樟芝，培養箱的早、晚溫差設定在攝氏十度以上。結果發現，子實體的成長速度變慢，菇體變得細緻紮實，但三萜類含量顯著提高，雖然無法達到野生子實體的濃度，但比恆溫培植的子實體三萜類含量高30%。這樣的結果證實了，牛樟芝的有效成份三萜類屬次級代謝物，這類成份僅有在成長受阻時才會被合成，若環境一直維持在最適合生長的狀況，大多數的營養將被耗用在細胞成長上，次代謝物的合成將因缺乏原料供應而中斷。

事實上，冬天的氣溫下降，對野生子實體生理代謝途徑的轉換非常重要，當外界溫度下降至十度以下時，生長在木材外部的子實體，將因溫度太低而停止成長，但潛藏在木材內部的菌絲體，則因木材內部溫度較高，尚能維持成長狀態。當子實體停止成長時，菇體細胞將由木材內部的菌絲體獲得豐富的初級代謝產物，由於一級代謝已受抑制，累積的初級代謝產物只能被合成為次級代謝產物，如三萜類及菇體外圍的木質素等物質，這種氣溫下降導致的代謝途徑轉換，

一方面可維持細胞在低溫下的生理循環，另一方面可強化菇體的抵抗力。這很類似動物的冬眠現象，冬眠除了使動物減少食物的消耗外，更可使動物的身體器官獲得充分休息，以便開春之後可以更強壯。野生的牛樟芝通常有與樹木類似的年輪，這些年輪就是牛樟芝因氣候變化所造成的結果，具有年輪的牛樟芝通常具有比較高的次級代謝物含量，也可賣得比較高的價錢。

除了溫度以外，溼度也是影響牛樟芝生理變化的重要因子。夏季時降雨量多，菌絲體吸收充足的水分後立即將木材分解，這些營養，部份提供給子實體生長用，另一部份則提供給菌絲體繼續往木材內部生長，這時可觀察到，菇體不斷變大、增厚。進入冬季後，由於外面氣溫低，在外面的子實體成長受到抑制，但木材具有良好保溫效果，木材內部的溫度仍比外面高很多，菌絲體在這樣的溫度下，得以繼續分解木材、成長。

由外觀來看，子實體在冬季時並沒有生長跡象，但潛藏在木材內部的菌絲體，在沒有子實體生長的競爭下，得以將所有的營養，都用在菌絲體的細胞修復與生長上。歷經了一個冬天的沈潛，菌絲體內儲存了許多能量，菌絲也變得更多、更強壯，蓄存一整個冬天的豐厚營養，等到天氣回暖，下過第一場春雨之後，牛樟芝在飽嚐充足的雨水後，細胞體

積迅速膨脹、加大，胞內酵素系統也立即啟動，冬眠後甦醒的子實體可長得更快速、更強壯。

　　反觀人工栽培的子實體，牛樟芝培育業者為了加快牛樟芝子實體的成長速度，運用許多新的技術改變牛樟芝的生長環境。例如，有些人將全年培植溫度調整在室溫以上，如此，即可避開冬天時氣溫下降所導致的成長抑制現象，牛樟芝在這樣的溫度下全年都可生長，產量自然比野生高很多。有些人則將液態培養基注入牛樟段木中，由於牛樟芝可快速由液態培養基中吸收到營養，生長速度自然加快很多，也有些人會將能促進子實體成長的成長因子注入段木中，以激發子實體的生長。若單純由成長速率的角度來看，人工培育的子實體的確比野生環境生長的子實體長得快很多。但若由成分及活性的角度來看，人工栽培的子實體不論是藥效、外型或價格都比野生的子實體差很多。

　　以一年生的子實體進行比較，野生環境生長的子實體，菇體比較小，質地細緻、紮實，次級代謝物含量高，抗腫瘤細胞生長活性強；人工溫控栽培的子實體，菇體比較大，質地疏鬆，次級代謝物含量低，抗腫瘤細胞生長活性也較弱。注入培養基培育的牛樟芝子實體，由於木頭表面營養豐富，牛樟芝傾向往水平方向發展，菇體多形成細毛狀的膜狀物，這種菌膜表面多毛，缺乏多孔性，難成子實體型式，由

於菌膜無法深入木材內部，表面看起來，菌膜生長情況非常良好，但實際上，這種菌膜並不是真正的子實體，只是介於子實體與菌絲體之間，未分化完全的擬子實體，次級代謝物含量較低。而且由於菌膜賣相不佳，一般以製成膠囊或濃縮液販賣。除此之外，利用加入生長因子方法培育出來的牛樟芝，其成長速度非常快，子實體比較大，重量也重，但菇體形狀容易產生變異，一般會長成球體狀或傘形狀，有刺鼻的化學性氣味，次級產物含量不高，在市場上的風評比較差，不容易賣到好的價錢。

由這些結果可推知，想要生產高品質的牛樟芝子實體，生長環境的調控非常重要。我們不能只是朝成長快速的方向進行思考，因為牛樟芝的次級代謝成分，是細胞進行分化時的產物，合成途徑與生長途徑相抗衡，成長速度快時，反而會壓制這些重要成份的生產。這種情況和許多重要的中草藥人工培育所遭遇的情況類似，例如，將人參種植在熱帶氣候的台灣，結果人參長的很大，但藥性全失，多年生的人參比快速長成的人參更具價值。

現代人講求養生之道，根據黃帝內經的教誨，一個人的養生之道在於「法天、法地、法自然」，萬物生長就是要遵循春生、夏長、秋收、冬藏的道理。同樣的，以生物科技介入牛樟芝的培育，也應遵循自然之道，應如韓國人培育國寶

人參一樣精緻。栽培者應在子實體成長速率，與有效成分間找出一個最佳的培育模式，才不會因講求生長效率而犧牲了藥效，也不會因強調藥效而降低產量。如此，才能使牛樟芝成為一個具經濟規模的產業，也才能使牛樟芝成為最能代表台灣的生技產品。

4、初級前驅物質的添加

　　牛樟芝的有效成分三萜類使屬次級代謝物，如前所述，萜類的代謝途徑在植物界及真菌並不罕見，雖然個別物種所產生的三萜類結構並不完全相同，但其主要的合成途徑、萜類組成成份的前驅物質並無不同，真正的差異，僅在最後的生化修飾不同而已。天然的萜類物質，合成過程就好像建房子一般，縱使每一家建設公司建造出來的房子，外觀看起來有很大差異，但使用的原始建築材料都是相同的磚塊、砂石、水泥、鋼筋等，建造的程序也是一樣的由打地基、綁鋼筋、灌漿等工法組成。等到建築物主體完成後，最後的油漆與裝潢的修飾，將會因設計不同，而使建築物顯現差異。

　　自然界中，萜類物質族群繁多，結構的差異性也很大，但他們其實是來自於非常類似的代謝途徑，這是演化的結果，也是自然界中「異中求同」的典範。無論何種生物體，影響次級代謝物的合成，主要與基因組成、誘導因子、基因

表現、合成前驅物濃度等有關。基因組成就像是建築設計圖，誘導因子像是市場需求，基因表現像是營建工程，前驅物濃度像是建築材料的供應。想要生產高含量萜類代謝物的牛樟芝，就比如要建一棟高級的建築物，需要有高品質的建築材料供應，萜類物質的建材就是由糖代謝而來的前趨物。

目前已了解，不同的木材或不同的培養方式，其三萜類前趨物的含量有很大的差異。台灣大學的研究發現，牛樟木的精油成分會促進牛樟芝成長，由此可推論，牛樟木的精油成分會涉入，並影響牛樟芝的代謝途徑，對三萜類的合成自然會有影響。

南台科技大學的研究則發現，在牛樟芝的培養過程中，加入富含萜類前趨物的中草藥，牛樟芝菌絲體就會合成在一般菌絲體很難合成的三萜類成分，縱使加入的中草藥含量僅不到1％，菌絲體仍然可以測得豐富的三萜類。實驗結果推測，牛樟芝菌絲體缺乏三萜類的合成能力，可能導因於缺乏細胞分化或前驅物不足所致。

於培養基中加入含合成萜類成份的中草藥成分，牛樟芝菌絲體在這些成份的刺激下，並未分化成子實體，但卻可引導菌絲體合成三萜類。由此可知，在正常情況下，無論液態或固態醱酵，牛樟芝菌絲體都因為無法進入細胞分化途徑，而使三萜類合成途徑被阻礙，但若將合成三萜類的前驅物成

分，加入培養基中，即使是未分化的菌絲體，也可將這些前驅物修飾成特有的三萜類成分。

因此推測，細胞分化過程是將初級代謝物，如GPP，DMAPP，IPP，FPP，GGPP等由初級途徑導入次級途徑，當細胞受到環境因子的刺激時，細胞的生命遭受威脅，此時細胞會走向分化途徑。細胞分化過程就是藉由活化特定基因，以合成特定功能的酵素，這些酵素再將初級原料堆疊、轉化成高階的結構體（如萜類構造），最後，細胞再將這些結構體修飾成具有特別防禦功能的代謝物。未經分化的細胞無法合成萜類的前驅物，但於培養基中加入植物萃取成分，就可跳過細胞分化程序，直接合成三萜類代謝物。這個策略在利用植物細胞培養技術，生產二級代謝物的技術上常被應用，也獲得很好的結果。

宇宙萬物的道理實際上是相通的，人類對真菌的了解雖然不多，對真菌的代謝途徑更是陌生，若能多運用人類對植物已具備的知識，應能加快對藥用真菌的理解，更能幫助掌握真菌的培育技術，使這未知的領域，能如其他植物一般為人類的健康做出重大貢獻。

5、分化誘導因子（elicitor）的導入

分化誘導因子是指能誘發細胞分化的因子，這些因子包

括：環境因子（如溫度變化、光線、鹽濃度變化、生化因子
｛如賀爾蒙，營養成分｝、生物因子｛如微生物，昆蟲｝、
物理因子｛如機械力、電磁場強度｝。分化誘導因子，在植
物生理扮演的角色已被研究相當透徹，一般而言，誘導因子
就是指會對細胞的生長構成壓力的因子，他們會使細胞在壓
力下暫時停止成長，以將寶貴的能量與前趨物質轉化成具特
殊生理功能，或防禦力的代謝物質，抵抗這些誘導因子的壓
力。細胞擁有這些化合物後就會產生特異化，並分化成為特
定的組織、器官，使生物體可應付各種生長、環境、生態的
變化。通常，具有特定醫療效果的植物藥物，都是來自於細
胞分化後的次級代謝物。也因此中草藥的原生環境常是極端
特殊，它們需壓力的刺激，才能產生相對應的藥效成分，將
藥用植物栽種在溫室內，總是得到相反的結果。

　　牛樟芝的萜類代謝物，在其生理代謝上扮演的角色雖尚
未明朗，但據信，應與牛樟芝對抗病菌、蟲害有關。剛接觸
牛樟芝時，筆者曾聽過許多有關牛樟芝的神秘傳說，有許多
採集者信誓旦旦地說：「通常長有大朵牛樟芝的樹洞中，
常藏有眼鏡蛇保護，想要採集的人不小心就會被毒蛇咬傷，
甚至毒發身亡。」也有人說，在牛樟芝樹洞中常會發現毒蜘
蛛、蜈蚣等有毒昆蟲，不注意容易被咬傷。一開始，針對這
樣的傳說總是不以為然，當下認為這可能是採集者為了嚇退

其他競爭者撒的謊話，也有可能是牛樟芝販賣者，為提高牛樟芝的身價而編造的故事。但在幾次實際上山觀察牛樟芝的野生環境後發現，山上牛樟木集聚的培植場中，無論是野外或人工搭建棚子內，都可發現許多昆蟲鑽動，尤其以蜈蚣、蜘蛛最多，有時也會發現蛇的出沒。在山下的培植場雖未見毒蟲的蹤跡，但隨處可見蜘蛛、蟑螂到處跑。或許可解釋因牛樟芝培育場所大多陰暗、潮濕，自然容易有這些昆蟲出現，但不尋常的高密度昆蟲聚集現象，一定代表某些意義，或許代表這些昆蟲與牛樟木或牛樟芝之間，存在著某種特殊關係，值得我們進一步深究。

　　經過幾年的研究，我們發現，存在於牛樟芝與昆蟲之間的一些秘密。由單純囤積牛樟木的木堆中，我們並未發現如蜘蛛或蟑螂等蟲類的群聚，更未發現牛樟木被蟑螂咬食的痕跡，唯有腐化的牛樟木會被白蟻入侵。但當牛樟木植菌後，移入培植場中四個月後，牛樟芝的菌膜態初芝，由木材表面長出，這時，就可在培植場內發現許多蟑螂，更有許多初生菇體外圍被蟑螂咬食的痕跡，有時也會發現蟑螂正在咬食菇體。但當菇體成熟成子實體後，蟑螂就不再咬食。由此可知，這些蟑螂是以菇體為食物，但僅初生菇會被咬食，成熟的子實體會抵禦蟑螂的攻擊。

　　另外我們亦發現，當子實體成長良好時，每一朵菇體外

圍均有蜘蛛結網，好像在護衛著菇體一般，這種自然界的奇觀令人感到不解（如彩頁圖二十一）。在陰暗的環境中，蜘蛛的出現不足為奇，奇怪的是培植場內並不見蚊蟲，這些蜘蛛又以何為食呢？觀察發現，蜘蛛竟然也以初生的鮮嫩菇體為食。也就是說，蟑螂、蜘蛛等是牛樟芝的獵食者，過去傳說牛樟芝受到毒蟲的保護，應該修正為牛樟芝是這些昆蟲的食物，牛樟芝反而是這些蟲類的受害者，而非受益者。

由昆蟲與牛樟芝的這種奇特關係，引發我們另一種思考。依據科學家對植物生態的了解，野生植物鮮嫩的初生葉常常是許多昆蟲食物的來源，昆蟲雖然攝食植物使植物受到傷害，但植物往往也需要昆蟲幫助傳播花粉，二者之間往往會演化出一種相互依存的共生關係。然而植物本身畢竟是弱勢者，為了避免樹葉被大量咬食，許多植物會合成次級代謝物來干擾昆蟲的過度攝食行為，以便在自體受傷與傳宗接代間尋求平衡點。植物富含的萜類代謝物、植物鹼、植物固醇類、植物性生長因子，都是植物為防禦昆蟲的代謝產物。

幾年前，我們深入研究喜樹的栽培技術，喜樹葉中含有一種具強烈毒性的次級代謝物 —— 喜樹鹼（CPT），喜樹鹼已通過臨床試驗，是一種極端被倚賴的抗癌藥物。在長達兩年的追蹤過程中，我們發現一個非常有趣的現象，喜樹鹼只有在每年四月以後才能在葉子中被發現，隨著氣溫上升，

樹葉中喜樹鹼的含量越來越高，十月之後氣溫下降，喜樹鹼含量也降到最低點。喜樹鹼在初生樹葉中含量最高，大約在葉子新生後五天達到最高點，之後，喜樹葉就不再合成喜樹鹼，樹葉中喜樹鹼含量慢慢降低。更有趣的是，被蟲咬後的喜樹植株，葉子常常可測到較高的喜樹鹼含量。起初我們對這樣的現象感到很迷惑，後來經過詳細觀察謎底才解開。原來初生的喜樹葉會被昆蟲嚙咬，為了抵禦昆蟲的侵害，此時的喜樹便大量合成喜樹鹼，昆蟲嚙咬含大量喜樹鹼的樹葉後會中毒身亡。出生的葉子質地鮮嫩，昆蟲喜食，因此必須大量合成喜樹鹼來防蟲。生長超過五天之後的喜樹葉變得粗糙，蟲子不再喜歡，因此就不必再繼續合成喜樹鹼了。另外遭受蟲咬之後的喜樹，會由昆蟲接受到受攻擊的訊息，昆蟲唾液中化學成分會啟動喜樹鹼的合成途徑，這就是所謂的分化誘導因子現象（elicitation）。

這樣的現象和牛樟芝的狀況非常類似，牛樟芝在初生態時不具苦味，質地鮮嫩，營養豐富，非常適合昆蟲食用。我們可想像在野外的樹洞中，鮮紅柔嫩的牛樟芝子實體，對許多昆蟲具有莫大的誘惑力，昆蟲會以初生的牛樟芝為食物。為了保護自己，牛樟芝必須演化出具苦味或特殊生理功能的代謝物自我防禦，目前雖然沒有相關研究說明牛樟芝次級代謝物對蜈蚣、蜘蛛、蟑螂等蟲子的生理效應，不過由這些昆

蟲只吃初生菌膜，不吃成熟子實體的現象推論，萜類代謝物對蟲子的效應，應與喜樹鹼對昆蟲的影響相類似（實際上喜樹鹼也是萜類衍生物）。

十多年來，牛樟芝一直有兩個令人百思不解的秘密，其一是，為何生長在陰暗樹洞中的牛樟芝，需要合成紅色的色素？其二是，生長於樹洞中的牛樟芝，如何由原寄主的樹洞散播到另一個寄主的樹洞？由以上結果推論，我們似乎找到了答案。

在野生環境中，牛樟芝子實體生長於樹洞中，子實體成熟後雖可產生大量的孢子，但位於樹洞中的孢子，無法利用風來進行傳播，更無法像土生真菌一般，靠菌絲體的擴展來傳播，唯一的可能是靠昆蟲當媒介物。在光線昏暗的環境下，牛樟芝靠鮮豔的紅色與極強烈的樟香味將昆蟲吸引過來，昆蟲會以初生態的牛樟芝菇體為食，在攝食的過程中，牛樟芝孢子就會黏附在昆蟲身上，昆蟲四處爬動、覓食的同時，就會將孢子傳播到其他牛樟木上。昆蟲與牛樟芝形成的這種依存關係，使彼此雙方均受益。但由於擔心被蟲子過度咬食，牛樟芝演化出具苦味的次級萜類化合物，以抵抗昆蟲。由此可進一步推論，昆蟲的攻擊或許可以促進萜類的合成，就如同喜樹受昆蟲攻擊時，會大量合成喜樹鹼一般。東華大學吳宗正教授的研究發現，將牛樟芝表面予以機械破壞

時，會誘導子實體的產生，同樣的結果，再度被其他研究室證實。這樣的結果，與植物二級代謝物生化合成的調控研究相吻合。

　　過去的許多研究發現，以機械破壞植物細胞會誘發細胞分化，導致二級代謝物的大量合成。根據這些結果，植物學家推論，機械破壞所造成效應，與昆蟲咬食葉片的破壞相當，當植物細胞受到機械破壞時，細胞會誤以為受到昆蟲的攻擊，會啟動保護機制，大量合成二級代謝物，以抵抗昆蟲的攝食。科學家也曾經將幾丁質（chitosan，一種昆蟲細胞及真菌細胞的成分）加入植物細胞培養中，幾丁質的加入會使植物細胞誤以為受到昆蟲攻擊，為了保護自己而誘發二級代謝物大量生成。這樣的實驗再次證實，次級代謝物的合成，與對抗昆蟲或微生物的入侵有關，善用這種昆蟲與植物體的矛盾依存關係，就可大量增加二級代謝物的產生。

　　同樣的，昆蟲與牛樟芝的共生關係流傳以久，過去我們把它當作神話傳說，但若能由植物學家的經驗中學習，或許可以找出一條調控牛樟芝萜類合成的途徑，使牛樟芝的品質得以大幅提升。

| 第六章 |

牛樟芝的人工培育技術

　　由於牛樟芝的效果明確，近幾年來，在產官學的大力推廣下，牛樟芝已儼然成為台灣最具代表性，也是國際化程度最高的保健產品。由於野生子實體愈來愈稀少，價格也愈來愈高，儘管政府已明訂牛樟樹為保育類植物，連帶野生牛樟芝子實體也列入保育管制，並禁止採集，在高利潤的誘惑下，還是有許多人鋌而走險，上山大肆採集牛樟芝子實體。

　　但無論由野外採集到多少牛樟芝，每年牛樟芝子實體的需求量都遠超過採集的量，供不應求的狀況下，導致價格水漲船高，繼而高利潤又引來更多人投入採集行業，使牛樟木保育受到更大的威脅。

　　其實，採集野外深山中牛樟芝並不是件容易的事，早期，牛樟木遍佈台灣山區，要採集到牛樟芝非常容易，況且那個時代，人們並不了解牛樟芝的用途，市場不像現在這麼熱，採集的人也不多。隨著牛樟木被大肆砍伐製成家俱、神

像，牛樟芝的天然宿主 —— 牛樟木快速消失，加上資訊發達，人們越來越了解牛樟芝的好處，使得牛樟芝的需求快速增加。

由於牛樟芝的生長緩慢，採集後需經過相當長時間，子實體才能再成長到可採收的重量。幾年下來，最早採集的低海拔地區，已很難看到牛樟芝的蹤影，許多採集者就只能往更高海拔的林區去尋找，採集牛樟芝變得越來越困難，也越來越危險。儘管目前野外採集牛樟芝子實體仍屬違法，但由於利潤驚人，採集者仍然是有增無減。具保守估計，台灣一年由山上採集的牛樟芝超過2000公斤，面對廣大需求，及一年只能採收一次的限制，單靠野外採集子實體，牛樟芝很難成為一個國際競爭力的產業。為了解決這個困境，這些年來，許多研究單位、大專校院及生技公司，紛紛投入牛樟芝人工培育技術的研發，許多新的技術正被陸續開發出來，使得牛樟芝產業在台灣出現一線生機。

比較成熟的牛樟芝生產技術分述如下：

（一）人工牛樟木段木栽培技術

過去幾年，牛樟芝的相關研究較少在子實體栽培技術上著墨，主要原因是牛樟木屬保育類，不論木材取得或相關研

究都受保育法的限制，因此，學研界很少介入牛樟芝子實體的研究。然而由於市場的實際需求，國內有不少業界人士，私底下投入牛樟芝子實體的栽培技術開發，經過多年的努力已獲得相當成果。目前，業界採用的牛樟芝子實體培育技術，可分為菌木與非菌木兩類。

從前，牛樟芝採集者，都是偷偷到山上將牛樟芝採下山，由於採集者少，且牛樟木多生長在高海拔的偏遠山區，每一位採集者都有自己的採集範圍，由於競爭少，除非不得已，否則很少會傷害到自己賴以維生的牛樟木。後來因為愈來愈多人加入採集行列，原先劃分區域的採集默契，已被新加入者打破，為了爭奪採集地盤造成糾紛，也時有所聞。因此，到野外採集變得風險很高，採收量也不穩定。為了穩定貨源，於是有人將長有菇體的牛樟木鋸斷藏在山區中培養，避免被其他人尋獲。後來有人又感覺山區管理不易，就將山上已長有牛樟芝的木頭切成小段，運至山下培養或等到颱風時，山上的牛樟木順水漂流至下游變成漂流木，再到出海口撿拾或等候國產局拍賣取得，這就是所謂的「菌木」栽培法，也是牛樟芝人工栽培的濫觴（如彩頁圖二十二）。

砍伐的人愈來愈多，帶有牛樟芝的「菌木」也愈來愈貴，後來腦筋動的快的人，想到利用日據時代被砍伐棄置的牛樟木樹頭，來培育牛樟芝，樹頭含有許多精油而且質地紮

實，儘管歷經許多年的風吹雨淋，但牛樟芝還是很難附著到這種堅硬的木頭上，由於不帶菌，所以被稱為「非菌木」。早期缺乏植菌技術，「非菌木」價格不高，經過許多年的研究，陸陸續續有人成功地開發出植菌技術，「非菌木」的價格不斷提升，現在變得價值不菲。

「非菌木」植菌的方法，是先製備植菌用菌種，植入的菌種有些是利用液態培養的菌絲體，有些則是用牛樟木屑培養的固態菌絲體，還有些是直接將子實體磨成粉後塗在牛樟段木上，目前，這幾種植菌方法都已獲得成功。

由技術面的角度來看，牛樟木段木栽培技術已具有相當的成熟度，但牛樟木的取得仍有法律上的爭議，利用牛樟木栽培牛樟芝子實體，長期來看是一條不可行的路。在民間，這種介於合法與非法之間的帶菌或不帶菌牛樟木頭數量相當多，但由於有法律問題，加上這一兩年來檢調單位努力查緝，非法盜採牛樟木已越來越少，擁有木頭的業者也不敢大肆張揚，因此即使有培育出牛樟芝子實體，也都不敢浮出檯面，更遑論產業化或國際化了。

基於合法牛樟木取得困難，這一兩年來，開始有廠商嘗試以非牛樟木來栽培牛樟芝子實體，培養出來的子實體外觀與氣味和真正牛樟芝子實體有些差異，有效成分也較野生子實體含量低，技術層次尚有很大的提升空間。

◎植菌菌種製種

植菌時使用的菌種，有些來自於菌木上的子實體粉末、木屑瓶培養的固態菌絲，或來自液態培養的菌絲。

第一種方法是取下原來生長在菌木上的子實體並磨成粉，再將菌粉塗抹在牛樟木上。這些菌種原來即已生長在牛樟木上，接到新的牛樟木上時，適應力相當強，植菌成功率非常高。但採取這種植菌的方法有兩個缺點，其一是將子實體磨成粉當菌種，成本非常高且來源稀少，不適合大量化植菌；其二是一般植菌需要用生命力旺盛的年輕菌源當菌種，植入新的段木後才會快速成長。若用子實體當菌種，有些子實體已相當老，木質化程度高，接入新的段木後並不容易生長。還有一種傳統的植菌方法，將菌木與欲接種的木頭堆疊，利用牛樟芝成熟後產生的孢子自然傳播，這個方法簡單、操作容易，但植菌過程耗時且成功率低，現已慢慢被淘汰。

第二種菌種製備方法是固態菌種植菌法。這個方法是，將牛樟芝菌絲先接種至含有木屑的固態瓶或太空包中培養，然後再將固態菌絲體塗抹至段木上，在固態菌種瓶中成長的菌絲，因為已先適應木屑的環境，接菌後非常容易在段木上生長。木屑可用牛樟木或其他非牛樟木，牛樟木屑培育的菌絲體其適應期較短，非牛樟木其適應期則較長。接觸新的

段木環境後，一般只需約一至兩個月，即可看到一點、一點紅色的初生牛樟芝（初芝）產生，若環境控制得當，半年後即可看到子實體的產生。運用固態菌種接種的優點是，菌種健康、適應力強。菌種製備技術與一般食用菇太空包栽培法相同，一般菇農都很容易上手。缺點是菌種製備時間偏長，植菌成功點比較局部性，要養成大片的菇體需要比較長的時間。

第三種製備法是液態菌絲體植菌法。比技術是由液態醱酵技術演變而來，方法是將牛樟芝菌絲在液態醱酵槽中培養七到十天，形成一顆一顆小小的菌絲球，再將含菌絲球的醱酵液接種到段木上。

液態菌種接種最大的好處是，可以大量接菌，甚至整塊段木都可浸在含菌的醱酵液中，由於培養液中仍殘留豐富的營養物，初期菌絲球可利用這些培養基繼續成長，一般在一星期後，即可看到白白的菌絲如地毯般覆蓋在段木上，一個月後，白色菌絲會轉成紅色，形成所謂菌膜，六個月後就可產生多孔狀的子實體。這種技術另一個優點是菌種製備時間短、接種量大，若段木處理得當，出菇的面積會很大，甚至整塊木頭都可以長出牛樟芝菌絲，非常適合大規模栽培（見彩頁圖二十三）。由於使用液態菌種含有營養豐富的醱酵液，除了讓牛樟芝菌絲成長外，也容易引起雜菌的滋長導致

接種失敗。利用液態菌種植菌技術，需要充分掌握無菌操作的要領，無論菌種製備、段木處理、接種程序、植菌環境，及培植環境，都必須盡量維持潔淨狀態，以降低污染率。

　　此外，大面積的菌膜雖然看起來很可觀，但由於生長點過於分散，導致養份供應不足，反而有礙子實體的成長。因此必須將若干比率的菌膜去除，這個過程和食用菇出菇後，會去除一些菇蕾，以保證獲得比較大的菇體，道理是一樣的。液態菌絲接種技術是目前最被看好的植菌技術，目前在台灣無論是食用菇或藥用菇，採用此方法接菌的菇場還很少，未來在技術上若能更精進，此種植菌技術應該會成為主流。

◎菌種篩選

要培育好的牛樟芝，首先要先掌握優秀的菌種，然後再用以培養優良的子實體。牛樟芝子實體或菌絲體產量的高低和功效的好壞，除了和培養是否管理得當有關外，最重要的是，和原始菌種質量優劣有密切關係，而菌種質量的優劣，取決於遺傳特性及製種技術。品質優秀的菌種，具有高生產力與高次級代謝物合成力，一般人要生產牛樟芝，可由財團法人食品工業研究所的「生資中心」購得菌種，但真正優秀的菌種需要靠自己分離。

優良生產菌種分離、篩選包括以下幾個過程：

◎菌種分離和菌種培養

1.菌種分離培養基製作：

秤取200克去皮且切成薄片的馬鈴薯，置於不鏽鋼鍋中，加入1000毫升的水，加熱至煮沸，保持沸騰狀態一小時左右，直到馬鈴薯片到達輕壓而不爛的狀態為止。然後用紗布過濾，濾取濾液。濾液中加入50到80克的洋菜瓊脂，繼續煮沸，直到洋菜瓊脂完全溶解。接著加入50克葡萄糖，並將水量補充至1000毫升，然後以1.2公斤的蒸氣壓滅菌30分鐘。滅菌後，於生物安全操作台內分裝於培養皿中，培養基凝固後即可應用。

2.菌種分離：

　　菌種分離就是從牛樟芝子實體、長有菌絲體的培養基，或用孢子分離菌種，以培養出純的牛樟芝菌絲體，作為接菌種子。菌種分離包括，新鮮子實體組織分離及菌木分離兩種。

新鮮子實體組織分離

（a）組織分離對種原種性的要求

　　分離用的種原必須是種性優良、產量高、色澤鮮艷、生長快速的年輕菇體。牛樟芝子實體成熟後，外部組織通常會纖維化，細胞中原生質已很稀少，成熟子實體上分離的菌種菌絲生命力較弱。同時子實體成熟後，由於已完全纖維化，很難用小刀將菇體切開，若反覆切割，就會傷到菌絲，不容易獲得良好的菌種，所以，多年生的成熟子實體反而不宜做為種原使用。

（b）分離方法

　　用刀片將牛樟芝菇體由段木上取下，用清潔的紗布或塑膠袋將菇體包好，放入生物安全操作台，生物安全操作台經過十五分鐘的紫外線照射和酒精消毒後，即可進行分離。分離時，子實體表面用沾有75%乙醇的清潔紗布擦拭，然後用鋒利小刀將菇體表皮切去，將裡面肉質部分，分割成0.5公分

大小的塊狀，接種於培養皿中。每一培養皿置放一塊，蓋上蓋子即可。

　　移植完畢後，將上述培養皿置於25℃下培養，菌絲長至三分之二培養皿時，將外圍成長快速的菌絲切下，移植置新的培養皿中，經過二到三次的移植後，即可獲得優良的菌種。

菌木分離

　　取含有牛樟芝子實體的段木一段，表面用刀切去材質鬆軟的腐朽部分，接著送入生物安全操作台，在操作台中用沾過75%乙醇的紗布擦拭，進行表面消毒。

　　消毒後切除表面部分，將裡面長有牛樟芝菌絲的木材切割成火柴梗大小的木片，用鑷子夾起送入培養基上，將培養皿置於恆溫、恆濕的培養箱中。箱中溫度控制在25℃，一般經過二到四星期可發現白色的菌絲由木片邊緣長出，待菌絲長至三分之二培養皿時，將外圍成長快速的菌絲切下，並移植至新的培養皿中。

　　由於菌木分離容易感染雜菌，可於培養基配置時加入抗生素，抑制雜菌生長，經過兩到三次的繼代培養後，即可獲得無雜菌污染的菌絲。通常，按此標準操作程序，即可挑選到優良的牛樟芝菌種，作進一步擴大繁殖之用。

菌種的繁殖擴大

　　生產上菌種的用量非常多，因此，分離獲得的菌種需進一步的擴大繁殖。從菌種供應單位購置來的菌種，也需進一步擴大繁殖。菌種擴大繁殖有兩種方法 —— 培養皿固態菌種擴大繁殖法，與液態菌種繁殖法。固態法是在無菌操作台內中，將培養皿上的菌種用解剖刀分割成0.5公分的小塊，再挑於新的固態培養基上，每一培養皿放置一小塊，在25℃下培養，培養3～4星期後，菌絲長滿八成培養皿即可使用。

◎牛樟芝固態植菌原種的製作培養

　　原種就是將培養皿的菌種接種於含木質素、纖維素培養基上長成的固態菌絲體。凡是含有木質素、纖維素、半纖維素、澱粉、蛋白質的原料均可做原種培養料。一般用來培養牛樟芝植菌原種的原料，主要是牛樟木屑，或牛樟木的枝葉等，但因牛樟木屑取得困難，近年來已改用其他闊葉樹木屑、棉子殼、黃豆粉、米糠、玉米粉等，外加馬鈴薯抽出物、碳酸鈣、蔗糖調製而成。木屑、棉子殼等是菌絲體生長的碳源，黃豆粉、馬鈴薯抽出物等則可提供豐富的氮源養分。蔗糖容易被菌絲利用，能幫助菌絲早期的生長，在原種培養料中，可放1%左右的蔗糖。碳酸鈣可延緩培養基的酸化，有利於菌絲體後期的生長。

◎牛樟芝生產菌種的培養

生產牛樟芝固態菌種，常用的幾種培養基配方如下：

- 牛樟木或其他闊葉木木屑74%，黃豆粉24%，碳酸鈣和蔗糖各1%，含水量60%左右。

- 牛樟木或其他闊葉木木屑70%，黃豆粉7%，麩皮20%，碳酸鈣和蔗糖各1%，含水量58～60%。

- 棉子殼80%，玉米粉14%，麩皮5%，碳酸鈣和蔗糖1%，磷酸二氫鉀0.1%，硫酸鎂0.05%，含水量60%左右。

- 牛樟木或其他闊葉木木屑40%，黃豆粉25%，玉米粉30%，蔗糖、碳酸鈣各1%，磷酸二氫鉀0.1%，硫酸鎂0.5%，含水量60%左右。

培養基含水量是指，每100公斤已拌好的培養基中，所含有的水分。例如，60%的含水量，表示100公斤培養基中含水分60公斤，乾物質40公斤。在一般狀態下，木屑、棉子殼、麩皮、玉米粉、米糠和任何其他天然農產品都含有10%左右的水分，所以配料時，要把這個因素考慮進去，以免加入過多量的水。

由於各種原料在自然狀態下的含水分不同，培養基鬆緊度、保水力都不相同，在配置時很難先測定原料水分後再拌料，實際生產時都，用指壓測定法來測定含水量。方法是，用姆指和食指壓緊培養基，兩指間有浮水印滲出即可。

固態培養基配好後應儘快裝入塑膠袋中，尤其在高溫季節，拌好的培養基必須馬上裝袋、滅菌，否則各種細菌和黴菌就會快速繁殖、生長，導致培養基產酸變質。

培養基滅菌有高壓滅菌和常壓滅菌二種。

高壓滅菌是用1.2～1.4公斤／平方公分的高壓蒸氣滅菌二小時；常壓滅菌則以100℃的蒸氣滅菌8～10小時。若培養原料存放時間比較長時，表面會有黴菌產生，這時就應採用高壓滅菌並適當延長滅菌時間，以避免滅菌不完全。高壓滅菌時，升溫速度要緩慢，蒸氣壓力應逐步上升，並須將排氣閥打開以避免「氣室」現象。降溫時，也需採用緩慢降溫，讓其自然降壓到常壓狀態。

在運送滅菌後的培養瓶到冷卻室和接種室時，必須注意清潔，動作要輕柔以減少震動，運輸工具事先要消毒、清洗，培養瓶要用清潔的布或塑膠膜遮蓋，以防止灰塵掉落在培養瓶上。冷卻室需要保持乾燥、清潔，並不能直接通風。

接種前須先將滅過菌的固態菌種培養瓶、原種、接種工具一起放入接種箱或接種室，接種用的生物安全操作台，需先用紫外燈照射三十分鐘以上，並用75%乙醇的紗布進行表面消毒。

接種時先將生長於洋菜培養基表面的菌絲切下，並用解剖刀把菌種搗碎，用滅過菌的湯匙將菌種接入培養瓶中。

若使用液態菌種接菌時,可將5～10毫升的菌液噴入培養瓶中,然後將接完菌的菌種瓶移入培養室中培養。

　　培養室通常是多層式床架設計,將培養瓶置放於床架上,若無床架時,菌種培養瓶可直接置於培養室地面上。牛樟芝菌絲成長溫度為20～30℃,培養室的溫度應控制在25℃左右,菌絲生長時會發出熱量,在緊密排放的培養瓶中,瓶中菌絲產生的溫度將難以釋放,因此,菌絲生長時,瓶內溫度會比室溫高2～3℃。

　　夏天時,室內最高溫度盡量不超過30℃,否則瓶內溫度容易升高至35℃,導致菌絲死亡。空氣濕度過高時,空氣中的孢子容易萌發,瓶蓋上的透氣孔容易長黴菌,造成雜菌汙染;空氣濕度過低時,為平衡溼度,瓶內的培養基表面會失水,以致菌絲體生長不良,因此培養室空氣濕度應保持在60～65％範圍內。

　　牛樟芝菌絲生長時,環境中二氧化碳的含量不能太高,當二氧化碳濃度過高時,菌絲生長會被抑制,菌絲生長速度減慢,菌絲細弱,密度稀,嚴重時會產生自溶現象。

　　剛接種時,瓶內的菌絲量少,氧消耗量也少,二氧化碳積累也不多,瓶內氧氣足夠菌絲呼吸之需要。十多天之後,隨著菌絲生長量的增加,生長速度加快,菌絲呼吸消耗的氧氣和放出的二氧化碳迅速增加,菌絲成長速度趨緩,大約一

個月後，菌絲即可長滿並進行下一步的植菌工作。當超過這個階段而未能接種時，瓶內的菌絲將慢慢因為二氧化碳過高而老化、死亡。

（二）非牛樟木植菌技術

依據前面分析，牛樟芝子實體具有很高的市場價值。由目前市售的子實體多為單薄的一年生，而非肥厚多年生菇體的現象來看，我們可了解，市場上牛樟芝子實體仍是「供不應求」。由於野生子實體是可遇而不可求，嘗試開發「非牛樟木」人工段木栽培技術，以供應品質優良的牛樟芝子實體，降低野生子實體的濫採壓力，便是一個值得深入研究的新領域。

在野外，牛樟芝的孢子感染木頭時，具有明顯的宿主專一性。他們僅能依靠自然傳播的方式，侵染一棵一棵內部已腐朽的牛樟木，進而長成子實體。人工栽培技術出現的初期，僅能直接取用已受牛樟芝孢子感染的野生牛樟樹段木，進行培養，後來技術進一步演化出，針對未被牛樟芝菌感染的牛樟木植菌技術，這一兩年，植菌技術更朝非牛樟木方向努力。目前已知，至少有兩家業者擁有非牛樟木栽培技術，其中一家公司在東南亞培育牛樟芝，每年大約可提供五百公

斤以上的牛樟芝子實體；另一家生技公司則是用牛樟木及其他樹種栽培出子實體，一年約生長0.3至0.5公分厚，直徑3至4公分。此外還有很多單位與生技公司，紛紛投入非牛樟木的段木栽培技術，由此可知這是一條具有前景的路。

　　在大規模採用此方法之前，非牛樟木培養牛樟芝子實體技術尚有以下幾個瓶頸待突破：

（1）適合非牛樟木感染的牛樟芝菌種的取得。牛樟芝菌種雖已被分離、鑑定並保存於菌種中心，目前可取得的牛樟芝菌種都來自於牛樟木，顯然並非適用於其他樹種的最佳菌種，適用的菌種需要進一步篩選與優化才能使其子實體成長於非牛樟木上。

（2）非牛樟木本身可能含有抑制牛樟芝感染的防禦免疫系統（通常是精油），未能有效破壞其防禦系統，牛樟芝的孢子或菌絲體無法附著，因此無法使牛樟芝子實體順利成長。

（3）非牛樟木不含牛樟特有精油成分，難以抵禦其他雜菌的入侵。牛樟木精油具有促進牛樟芝成長，同時能抑制其他雜菌，若無牛樟精油存在，即使植菌成功，也很難保證牛樟芝能成為優勢菌種，這也可能是野外無法看到牛樟芝長在牛樟木以外的樹種的原因。

（4）牛樟芝子實體，與非牛樟木寄主間的交互作用機制未

明。目前對牛樟芝子實體成長條件的研究並不多，對三萜類合成條件的資料更少，非牛樟木培育技術有很大的技術瓶頸，也是這種栽培技術需要突破的重點。

這幾年來，我們也大量投入非牛樟木植菌技術的研究，由實驗結果可知，若以植菌成功率及子實體成長速率當指標，牛樟芝在不同樹種上的生長相差不大，也就是說，只要經過適當的處理，非牛樟木也可以培育出相當不錯的牛樟芝子實體。但若進一步分析其次級代謝含量及生理活性，則可看出中間的差異。根據我們的實驗結果顯示，通常牛樟木上長出的牛樟芝，經過連續三次萃取，仍可得到相當量的次級代謝物，但其他木材長成的牛樟芝，大約僅能萃取一次，之後再萃取就無法發現次級代謝物的存在，這結果代表牛樟木上培育出的牛樟芝，擁有較高的次級代謝物含量。

另外，生長於不同宿主的牛樟芝，其次級代謝物的組成也有很大的不同。由牛樟木長出的牛樟芝，中、低極性的次級代謝物含量，比其他樹種長成的牛樟芝含量明顯高很多，而這個範圍內的次級代謝物，通常具有最明顯的抑癌活性。

我們進一步比較，不同樹種來源的牛樟芝，抑癌活性也有很大差異，牛樟木來源的牛樟芝，擁有最強的抑制癌細胞生長效果，非牛樟木來源的子實體，其抑制癌細胞生長活性約只有純正牛樟芝的七到八成，這個結果與成分萃取實驗的

結果相呼應。也就是說，儘管目前非牛樟木也可培育出牛樟芝子實體，但牛樟芝子實體的代謝途徑，顯然會受宿主材料的影響，非牛樟木雖可提供牛樟芝子實體成長所需的營養，但牛樟木內含有某些其他樹木所沒有的特殊成分，藉由這些成分，可促使牛樟芝合成特定次級代謝物，其他樹種因缺乏這些刺激物質，長出的牛樟芝活性代謝物含量就比較少。

　　目前我們尚無法了解，牛樟木含有何種物質，會導致牛樟芝產生特定代謝物，推測可能與牛樟木所含的精油成分有關，但詳細機理仍有待未來努力加以解析。不過，儘管用非牛樟木培育的牛樟芝子實體效果仍比不上野生子實體，但比之其他固、液態菌絲體，它的活性都要好很多，未來若能進一步了解牛樟芝在其他樹種的生理代謝變化，再經由代謝調控技術提升非牛樟木子實體的功效，則牛樟芝的潛力將非常令人期待。

（三）以太空包培養子實體

　　以現有技術的成熟度而言，無論應用牛樟木或非牛樟芝培育子實體，都很難達到經濟規模。這些年來，台灣的生技公司陸續開發出許多不同的培育技術，其中以太空包培育牛樟芝，就是一個相當受矚目的技術。這個技術是以牛樟木的邊料、樹枝、樹葉打成屑後，加入其他碳、氮源所製成的太空包加以培養。這種技術根源自傳統食用菇的太空包栽培法，由於方法已是菇農所熟知的技術，一般人學習起來難度不高，很容易推廣。但由於牛樟芝成長速度較慢，太空包容易遭受雜菌汙染，成功率目前還不到五成，可見這個技術還有很大的改善空間。利用這種技術培育出來的牛樟芝，大多還是菌絲體狀，有些則可形成與子實體非常類似的孢子孔，菇體成扁薄膜狀（擬子實體態），雖然有些業者稱此即為子實體，但事實上與段木上長出的子實體，還是有很大的差別，分析他們的成份及效果也與子實體有一大段差距，在市場上評價不如段木子實體。

　　太空包栽培法需要大量的人工，培育方法是，首先將太空包製備好，太空包的材料一般為塑膠類，塑膠袋材料要求能耐高溫及高壓，滅菌後材質盡可能仍呈柔軟、透明狀態。現在應用的塑膠袋材質有兩種，一種是聚乙烯塑膠袋，能耐

105℃高溫，滅菌後仍呈柔軟狀，但透明度較差；另一種常用的材料為聚丙烯，能耐125℃左右高溫，滅菌後能保持透明，但材質遇熱容易脆裂。塑膠袋大小無嚴格規定，稍大、稍小均可。常用的袋子大小為袋直徑壓扁後的寬幅15～17公分×長35～40公分。

　　培養基調配好後用人工或裝袋機將培養基裝入袋中，裝袋時要壓緊袋底，使培養基有一定的堅實度。裝好後，在袋口外套上頸套，塑膠袋口用橡皮筋或線固定於頸套上，也可用線將袋口紮緊，袋口即成平口狀，塞好棉花即可。接菌二～三個月後，牛樟芝菌絲會完全覆蓋固態培養基表面，此時，菌絲體對氧氣需求量大增，必須將袋子剪開，使牛樟芝菌絲體直接與空氣接觸。由於空氣中有很多雜菌漂浮，通常需要將沒有塑膠袋保護的菌絲團移至無菌室中培養，即使如此，培養後期還是容易受雜菌污染，培育成功率偏低，導致生產成本大幅拉高，產品競爭力也因此受到限制。

　　太空包栽培所用的固態培養基質，一般可用牛樟木屑、牛樟樹的枝或葉打成屑，或用非牛樟木木屑。但因牛樟木材料取得困難，通常只是添加少量牛樟木屑，或將牛樟葉或樹枝打碎後加入其他木屑中。栽培約三個月後，厚紅色菌絲長滿表面，隨著培養時間的增長，牛樟芝菌絲會慢慢變厚形成膜狀，有時則會形成多孔狀，某些業者就宣稱這是子實體。

然而，根據張東柱博士研究，他認為這是未分化的牛樟芝菌膜，而非真正的子實體。

由於牛樟芝通常只能在固態培養基質的表面形成菌膜，太空包內部的牛樟芝仍是菌絲態。在收成時，表面菌膜很容易與基質分開，但深入基質內部的菌絲體，則無法與木屑等物質分離，若只取表面的擬子實體菌膜製成產品，則產量將很低。有些公司為了提高產量，直接將成熟的太空包烘乾後磨粉製成膠囊，這樣的做法雖然可以使成本下降，但是太空包內的木屑也會混入成品中，相對稀釋菌絲濃度，產品的安全性也因木屑成份的混入不免受到質疑。另外當太空包數量過多，每一包的生長狀況各異，品管上僅能抽樣，無法每包檢驗，要控制到每一包的狀況都相同並不容易，目前，這類產品多以萃取乾燥後製成膠囊或茶包方式販賣，未見以子實體方式銷售。

太空包培植法另一個受關注的問題是，太空包本身為塑膠袋，接種前通常需要用高溫滅菌，塑膠袋中的某些成分（如可塑劑或安定劑）可能會滲入木屑內容物中，當牛樟芝菌絲體成長時就吸收這些成分，使得牛樟芝產品受這些物質的汙染。或許目前並沒有明確的法規規範，不能使用塑膠袋培育菇類，但是若考慮到國際化的因素，任何不被國際接受的變數都應排除，這也是這個技術需要努力改善的地方。

　　此外，應用太空包培育出的牛樟芝菌膜，它的代謝途徑與段木上長出的子實體有很大差異，次級代謝物的質與量都很難與子實體相比，但卻比一般用液態醱酵的菌絲體好很多，若生產成本可大幅下降，次級代謝物的含量可再增加，這個技術的前景還是值得期待。

（四）固態醱酵培養牛樟芝菌絲體

　　醱酵工業是現今生物技術產業工業化生產的主體，一個國家的醱酵水準，是其生物技術產業發展的重要指標之一。微生物醱酵方法有兩類，液體深層醱酵與固態醱酵。目前生物製品固態醱酵的產率，比液態深層醱酵高很多，這是因為液態深層醱酵產生的大量醱酵廢水、通氣，與機械攪拌的高動力耗能及剪切力造成菌體損害等，成為液體深層醱酵發展的障礙。

　　深層醱酵培養，一般是指使用固定組成之液態培養基，在適當的環境下進行微生物培養，以製造生質（Biomass）與其他的代謝產物（Metabolite）。菇蕈類深層醱酵培養的最大特色，在於醱酵過程中，無孢子萌發期，菌絲體是以圓球狀的型式存在，若與其他細菌類或低等真菌的醱酵情形相較，菇蕈類對培養液中營養源與氧氣的利用較為多元化。就液態醱酵而言，對於高黏度的醱酵環境，適當提高攪拌速率，不但能提高醱酵液的溶氧量，還有助於菌絲生長及產物的生成，但是過高的攪拌速率不但會抑制菌絲生長及產物生成，而且其造成的剪切應力易使細胞破裂，此時，微生物為了生存會消耗環境中的碳源轉換成能量，也因此減低將葡萄糖等碳源合成多醣的量。

　　近年來，許多研究單位及生技產業嘗試利用液態深層醱酵來培育菇類，如市面上販售的靈芝菌絲體及冬蟲夏草菌絲體，都是利用液態醱酵培植而成。利用液態醱酵培植真菌菌絲體的優點為 —— 培育時間短、多醣體產量高；缺點為 —— 液態環境非菇蕈類原始生長環境，其代謝途徑與子實體差異大，許多重要的生理活性物質皆無法利用液態醱酵產生，導致液態醱酵生產的菌絲體功效與子實體有明顯差異。因此，利用固態醱酵技術培育菇蕈類菌絲體，成為生產優質菇類產品的新技術。

　　固態醱酵為一古老的技術，其特點是在低水含量的條件下操作，提供了菌絲生長一個選擇性的環境，如黴菌。在亞洲，固態醱酵被廣泛運用在製造食品上，如味噌、醬油醱酵，以及生產酵素。固態醱酵在亞洲、非洲和中南美洲等地區是一種廣為利用的醱酵技術，在農、工及食品加工業上皆有其應用價值。

　　在農業應用方面，可利用固態醱酵進行農產品生產，例如將*Agaricus bisporus*接種於堆肥和木屑上，栽培洋菇菌種。其次為農業資材之利用，如堆肥製作，可以豬糞和稻草為基質，接種高溫放線菌製作堆肥，或是進行單細胞蛋白質及蛋白質強化飼料之生產 —— 利用蔗渣為基質，生產蛋白質。以澱粉質農產品廢棄物甘藷渣，作為基質接種具分解澱粉能力

之酵母菌如*Saccharomyces sp.*和*Schwanniomyces castellii*等，或是接種*Trichoderma album*於玉米穗軸以強化其蛋白質含量。固態醱酵亦可應用於二次代謝物，如抗生素之生產，接種*Streptomyces viridifaciens*於甘蔗渣上，進行四環黴素之生產。在工業方面，可進行化學品製造，如酒精之生產，或酵素生產，或纖維素分解酵素蛋白質解酵素，和澱粉水解酵素的生產等。食品生產方面，

　　固態醱酵被廣泛應用於食品之製作如：高梁酒、醬油、味噌、乳酪等。固態醱酵應用在菇蕈類栽培最大的優勢為：

（1）固態醱酵基因表現遠較液體醱酵為多。固態菌絲的代謝途徑與液態菌絲不同，其細胞分化程度高，代謝途徑複雜。

（2）固態醱酵較適合真菌類（尤其是食藥用菇類）的培養。因為真菌類在天然環境下，並非存在於液體環境，因此，利用液態醱酵產生的菌絲體，代謝途徑與天然菇類成長途徑差異很大，藥效自然不同；固態醱酵屬於低含水量環境，比較接近天然生長狀態，可生產出種類較多及濃度較高的次級代謝物。未來藥用菇類醱酵技術發展，勢必朝固態醱酵方向前進，這將徹底扭轉「固態醱酵是一種古老而落後工藝」的世俗成見。

　　牛樟芝固態菌絲培育技術與固態菌種製備相類似，固態

醱酵的培養基一般以可食用的食材為主，通常以不同種類的穀物當載體，包括米粒、米糠、大豆、薏仁、玉米等，配合不同組合碳源，如：Glucose、蔗糖、果醣，及氮源，如：酵母抽出物、玉米抽出物、大豆抽出物、馬鈴薯抽出物等，進行培養固體醱酵。

　　培養基滅菌以高壓滅菌為主，高壓滅菌是使用1.2公斤／平方公分的高壓蒸氣滅菌二小時。將滅菌過的固態培養瓶、原種、接種工具，一起放於接種箱或接種室，接種用的生物安全操作台，需先用紫外燈照射三十分鐘以上，並用75%乙醇的紗布擦拭，進行表面消毒。接種時將生長於培養皿洋菜培養基表面的菌絲切下，並用解剖刀或滅過菌的均質機將菌種搗碎，然後將菌種接入培養瓶中。若使用液態菌種接菌時，則將5～10毫升的菌液噴入培養瓶中，將接完菌的固態培養瓶移入培養室中培養。

　　牛樟芝於固態醱酵環境中，需考慮物理因子與化學因子的影響，如：培養基成分、攪拌速率、溫度、pH值等因素。在醱酵環境中，pH值會影響微生物生長，也會對營養源的消耗、氧化還原反應，及培養基的緩衝效果造成很大影響。依菌種的不同，其生長所能承受的最高溫度、最低溫度，及最適合的溫度也不同。當環境溫度為最高與最低溫度時，菌體的生長速率為零，然而，當環境溫度在最適合溫度時，菌體

的生長速率則為最大值，故控制環境溫度，對菌體的發酵是很大的關鍵。在固態環境，熱量及質量傳遞均受到限制，一般而言，真菌生長對環境因子，如溫度、溼度、氧氣濃度均極為敏感，若無法精確地控制瓶內的溫、溼度及含氧量，菌體成長將受到抑制，菇類最重要的二級代謝物合成，也將受到影響。

牛樟芝固態菌絲成長溫度為20～30℃，培養室的溫度應控制在25℃左右，菌絲生長時會產生熱量，在緊密排放的培養瓶中，瓶中菌絲產生的溫度較難釋放，培養室內最高溫度盡量不超過30℃，否則，瓶內溫度易升高至35℃以上，導致菌絲死亡。

培養室空氣濕度應保持在70～75％範圍內。空氣濕度大，掉落在瓶蓋透氣孔上的孢子，容易萌發長黴菌，造成雜菌汙染。而當空氣濕度長期過低時，為平衡溼度，瓶內的培養基會將水蒸發出，導致菌絲體在乾燥的培養基上生長不良。

菌絲生長時，環境中的二氧化碳含量不能太高，若二氧化碳濃度過高時，菌絲生長會被抑制，嚴重時會完全抑制生長。接種後的前幾天，瓶內的菌絲量少，二氧化碳累積量不多，瓶內氧氣足夠菌絲呼吸，此時，菌絲成長迅速。兩星期後，隨著菌絲生長量的增加，生長速度加快，菌絲消耗的

氧氣急速增加，連帶的，二氧化碳濃度也迅速累積；菌絲的成長速度開始趨緩，大約一個月後，菌絲即可長滿，接著進行熟成培養。熟成培養的目的，是讓菌絲的生化途徑由一級代謝轉入次級代謝。每一個牛樟芝生產廠家的熟成策略都不同，有些利用溫度刺激；有些利用光線刺激；有些利用酸鹼度刺激；有些利用機械力破壞刺激；有些則利用微生物共生（競爭）刺激。無論使用何種方法，基本原則都是讓菌絲感受到環境的壓力，促使菌絲為抵抗環境變化，而大量合成次級代謝物。

（五）液態醱酵培養牛樟芝菌絲體

真菌液體醱酵培養又叫液體深層培養，是將真菌菌種培植在液體培養基中，保持適當的溫度，並給予充足的無菌空氣使之生長。在液體環境下，質量與熱量傳送都非常有效率，菌絲的生長快速，完成一個生命週期只要七～十天左右。

醱酵產物包括菌絲體和醱酵液。醱酵液中有大量的真菌菌絲代謝產物，通常菌絲體和醱酵液二者都有藥用價值。

液體深層醱酵培養的過程如下：

斜面試管接菌→搖瓶通氣培養→小型種子槽培養→大型醱酵槽培養→產物回收

液體醱酵時，由於所用培養原料都是可快速吸收的養分，在不斷攪拌之下，微生物很容易利用，一旦感染雜菌，就會馬上大量繁殖，從而造成醱酵失敗，所以，液體醱酵對無菌操作的要求特別嚴格。

◎液體深層培養對培養基要求

液體深層醱酵培養需要碳源養分、氮源養分和微量元素養分。牛樟芝深層醱酵所需要的碳源養分，有葡萄糖、蔗糖、麥芽糖、澱粉等，其中最好利用的是葡萄糖。葡萄糖、

蔗糖、麥芽糖是小分子糖，培養基中用量過高時，會使培養液的滲透壓提高，菌絲體為平衡細胞內、外壓力差，導致細胞內的水份外滲，造成細胞生理缺水，而降低生長速率或中止生長。澱粉是一種大分子物質，在水中溶解度低，不易形成高滲透壓現象，所以，用玉米粉或薯粉做碳源養分時，澱粉用量可提高到5％左右。氮源是構成細胞的主要物質，液體醱酵常用的氮源物質，有馬鈴薯抽出物、玉米漿、玉米粉、大豆粉、酵母粉等。其中，以馬鈴薯抽出物，最適合牛樟芝菌絲體的生長，麥芽抽出物及酵母抽出物也是很好的利用氮源。

牛樟芝深層培養需要的金屬元素，主要是磷、鉀、鎂、鈣、鋅、硫等元素的無機鹽，其中對磷、鉀、鎂的需要量最多。除磷元素外，牛樟芝對這些金屬元素的要求，只要培養基總量的百萬分之幾即可，由於需要量甚微，一般天然培養基中所含有的微量元素，已足夠其生長之用，不需要再另外添加。

◎牛樟芝深層醱酵對酸鹼度的要求

牛樟芝液體深層醱酵最適宜的酸鹼度為pH 4.5～6，過酸或過鹼對菌絲生長都不利。pH值過低，菌絲粗且短，生長速度慢：pH值過高，菌絲細且弱，菌絲可用率低。

牛樟芝菌絲在生長過程中，會產生酸性物質，會使培養基pH下降，當培養基pH降至3.5以下時，菌絲就會停止生長，並開始產生自溶現象。菌絲自溶後，細胞內含物會被釋放至培養液中，培養基pH就會上升，所以在醱酵時，若發現pH有突然明顯上升現象，便可能是菌絲已開始自溶，這時要注意調整pH值或增加通氣量。由於醱酵過程中，培養基pH值會發生變化，在醱酵時每隔一定時間（一般為四小時）就要測定一次pH值。當培養基pH值急劇下降，就要用氨水或鹼液調節pH值，以維持最佳的成長環境。

　　牛樟芝深層醱酵的適宜溫度為25～30℃。醱酵時必須控制在最適合溫度，當培養溫度高於30℃時，菌絲生長快速，但菌絲呈中空狀，而且容易自溶，使醱酵液的色澤深，次級代謝物產率低。高於35℃時，牛樟芝菌絲生長停止，超過40℃以上時，菌絲很快會死亡。另一方面，當培養溫度低於20℃時，牛樟芝菌絲生長趨緩，但菌絲重量持續增加，這表示菌絲內有很多代謝物累積。10℃以下，則菌絲停止生長，溫度回復20℃後，菌絲又可可恢復生長。

　　醱酵溫度對醱酵產物累積也會產生影響。溫度高時，菌絲呼吸強度大，營養物質的消耗量多，醱酵產物累積少；溫度低時，菌絲生長慢，營養物質的消耗少，醱酵產物累積量多。但溫度低導致醱酵周期延長，成本會因此而提高。所以

醱酵初期，以菌絲生長為主要考量，溫度可控制在25～30℃左右，五天以後，可將溫度適度調降到20℃左右，使菌絲體生長進入代謝產物累積階段，如此可達到最佳的發酵模式。

◎通氣量

　　深層醱酵培養時，若醱酵液中溶氧量，不能滿足牛樟芝菌絲生長需要時，將會嚴重影響菌絲生長。在醱酵初期（接種後6小時內），醱酵液中菌絲量少，菌絲對氧的需求量並不大。進入12小時以後，菌絲生長旺盛，對氧的需求量變得非常高，此時，需要將通氣量或攪拌速率加大，以增加溶氧量。這時，醱酵槽通氣量應控制到0.5～1（v/v min），即每一立方米的醱酵液中，每分鐘應通入無菌的純淨空氣0.5～1立方米。醱酵後期，菌絲開始衰老，代謝能力下降，呼吸量也降低，通氣量可適當減少，以減少冒泡現象。通氣時須一邊攪拌，使氣泡變得更小，在槽中的滯留時間更長，醱酵液中可溶解更多的氧氣。攪拌也可使菌絲分布比較均勻，但攪拌速度不能太快，否則菌絲容易損傷，導致產量的下降。

◎接種量和菌齡

　　液體深層醱酵培養時，菌絲生長速度與接種量有關。接種量多時，菌絲生長快，牛樟芝在培養基中易形成優勢菌，

雜菌感染率低。接種量少時，菌絲生長慢，但長時間沒有足夠的牛樟芝菌絲時，抵抗力就會降低，容易感染雜菌。釀酵用的菌種必須使用菌齡短、生命力旺盛、生長速度快的菌絲，可使釀酵週期短，經濟效益高。年輕菌種的生命力強，抗雜菌能力強。反之，若菌齡太老、生命力弱、生長速度慢，感染雜菌的機會相對也就高。

◎無菌操作要求

　　牛樟芝深層醱酵培養，對無菌條件特別高，因培養液中營養成分十分豐富，在不斷攪拌的條件下，一旦感染雜菌，整罐菌種即遭到汙染。由於細菌或黴菌的生長速率，比牛樟芝快很多，一旦感染雜菌，醱酵便失敗。因此，深層醱酵必須做到雜菌防治工作。牛樟芝初期生長慢，可能受雜菌感染的環節相當多，包括：受污染菌種、醱酵設備密閉性不足、培養基或醱酵槽滅菌不完全、接種無菌操作不確實等等。

　　防治牛樟芝醱酵雜菌汙染，必須做到下列工作：

（a）原始菌種一定要純，接種前要仔細檢查，不得有疑似雜菌現象。菌種活化時，必須定時取樣以顯微鏡觀察，以確保菌種無雜菌污染。

（b）菌種菌齡要短，生命力要強，接種量要夠。接菌後，

菌絲在醱酵槽中的遲滯期短，生長迅速，待牛樟芝菌絲佔優勢後，雜菌即不易感染。

（c）培養基原料要新鮮，不能有黴變現象。培養基中盡量不要有顆粒狀物，若有，則過篩去除大顆粒分子。

（d）設備要經常檢修，閥門、墊片、管路不能有滲漏。接種口、進料口、空氣入口、空氣出口密閉性要嚴格把關。

（e）空氣過濾器不能受潮。醱酵通氣時，過濾器內要始終保持正壓狀態，受潮的過濾器內必須及時更換濾芯，以避免空氣過濾不完全。

（f）接種操作要嚴格遵循無菌操作標準程序。

（g）醱酵過程中隨時取樣分析，觀察醱酵液的色澤、透明度、氣味，酸鹼值。醱酵結束時，醱酵液應清澈、透明，有牛樟芝的特殊香味，但無黴味、酒味和臭味等異味。若發現雜菌感染，應立即終止醱酵，滅菌後排放，並查明污染原因。

（六）牛樟芝菌種的退化和復壯

　　真菌菌種經過若干次的接種栽培後，平時若不注意篩選，往往會出現退化現象。退化後的菌絲，在洋菜培養基上表現稀疏，菌絲叢中常出現淺色無菌絲的斑塊，前端菌絲參差不齊，菌絲顏色變淡。若將此菌絲接入固態或液態培養基中進行醱酵，則無論在固、液態環境，牛樟芝菌絲體都生長緩慢，產量非常低。另一方面，若將此菌絲植入段木中，則植菌成功率低，即使接菌成功，子實體成長也比較緩慢、子實體小，或呈畸形等現象。

　　當有這些現象發生時，表示菌種已產生退化現象。菌種退化原因有很多，包括：菌絲在高溫與低溫之間反覆操作，造成的破壞；接種時菌絲受到機械損傷；繼代次數太多導致菌絲老化；缺乏有性世代的基因交換；或者是受到病毒感染導致退化。

　　菌種發生退化後，必須進行復壯。所謂復壯，就是從原來菌種培養的子實體中，選取生長力強、產量高的子實體，重新進行組織分離，得到新的菌種。新分離菌種，需經過適當的篩選及測試，尤其需經過三到五次的低溫冷凍與解凍過程，以測試菌種在長期保存之下，是否仍能維持活性。

　　新獲得的菌絲經重複測試後，菌絲生長迅速、菌叢邊緣

整齊，長滿菌絲時，沒有菌斑出現，植菌成功率、子實體生長速率，都能達到原來的菌種指標，就表示該菌種已經復壯完成。

　　菌種之所以能夠復壯，是因為原來菌種各部份菌絲的退化不同步，只要經過適當選取，就有機會篩選到優秀的菌株。菌種復壯時，由子實體上分離而得的菌種，通常不會全部都是優良菌種，在分離時，需要多分離一些菌種，再從中篩選出新的優良菌株。通過不斷測試比較，就能得到一個好的理想菌種。

（七）牛樟芝固態融合醱酵技術

　　這幾年來，由於環境變遷，使得許多新型病源菌或病毒入侵人類社會，造成嚴重的疫情，例如沸騰一時的SARS病毒、禽流感病毒，再嚴重一點的如B型及C型肝炎病毒，以及世紀黑死病HIV病毒等，都是這些年來發現的新興病毒，帶給人類社會非常大的傷害。科學家預估，未來將會有更多的病毒入侵，給人類帶來災難。因應這個新趨勢，全世界研究新藥的科學家、研究員及生技製藥公司，莫不竭盡心力，期望開發出有效的抗生藥物。然而，無論人類多努力研究，新藥產生的速度，遠落後於新疾病的產生，尋求新且快速的解決策略，似乎是目前唯一的方法。

　　中醫對疾病治療的概念與西醫相當不同，西藥講求的是成分精純，藥效專一且明確，使用上效果非常迅速，但代價是副作用高。中醫則講求全方位治療，用藥時往往使用數種藥材搭配，透過「君、臣、佐、使」的配伍，使效果達到標本兼治的效果，使用時雖效果較慢，但副作用可降到最低。這種複方概念現在慢慢也被西醫接受，如國際治療愛滋病權威 ── 何大一博士著名的「雞尾酒療法」，即是最好的例證。由於中藥配方是由數味中藥材搭配而成，在治療上雖可達到更全面性的效果，但其成分複雜，藥材配伍之後，往往

會因藥性不同，而無法達到預期效果，除此之外，中藥基材使用時，大多為植物的組織，如根、莖、葉或動物的器官，如胰臟等，未經適當的萃取程序，無法達到最佳的藥效。因此，中藥的炮製學是一門很重要的學問。

　　國內現有牛樟芝生產技術非常多元化，但若要加快牛樟芝產業的國際化腳步，無論使用何種方法生產牛樟芝，都需要在培育方法上有新的突破。這些年來，眾多的研究結果，都集中在肝臟疾病上的醫療價值，的確證實了牛樟芝在保護肝臟功能的應用性，但民間相傳，許多牛樟芝應用功能，目前並未能在科學化的功能性評估上，獲得證實。有些人認為，這可能是因民間口耳相傳時造成的口誤，也有人認為，可能是牛樟芝業者，為了銷售業績所營造的誇大之詞。然而證諸於幾位老中醫師之口，牛樟芝除了保肝外，臨床實證上，的確有很多的應用價值，只是現在的動物模式尚未能證實而已。

　　由此可知，民間中醫師的經驗，與科學化研究顯然存在著很大落差，導致這種差別的可能原因是牛樟芝使用方式不同。傳統民間中醫師，多半將牛樟芝配伍其他藥材使用，絕少單純使用牛樟芝治病，但學術界在評估牛樟芝的功能性時，為了避免其他藥物干擾，往往只針對牛樟芝單方的效果進行研究，單方的功效自然與複方有很大的差別。如何善用

民間中醫師的經驗，將牛樟芝搭配其他藥材使用，應是一條值得深入研究的方向。

基於複方功能往往大於單方功能相加總合的概念，南台科技大學生技系的研發團隊，最近研究出一種全新的中草藥配伍技術，並應用到中草藥開發上，獲得很大的突破。這種新的技術，是於中草藥複方中，加入微生物進行醱酵。微生物在生長過程中，會分泌許多酵素，這些酵素會將中草藥堅硬的細胞壁加以分解，以獲取細胞內的營養成分。在細胞壁分解過程中，中草藥的活性物質會被釋放到胞外來，這猶如一種高效率的生物萃取程序。微生物菌種中的複雜酵素系統，也會將中草藥的活性成分予以生物轉化（Biotransformation），產生新的生理活性成分。經由醱酵後，不同草藥的藥性會被改變，可達到改善氣味、增加可食性、提高治療效果及降低副作用等功效。

南台科大的研究顯示 —— 魚腥草經牛樟芝醱酵後，其抑制肺癌細胞成長的活性，提高達十倍以上，醱酵後，魚腥草的腥臭味也改善很多，幾乎已完全無法辨別出原來的腥臭味道。這結果就像是混血兒一般，不同種族混血之後，透過基因的交換與融合，新一代往往會比上一代更優秀、更漂亮。我們稱這種技術為 —— 固態「生物融合技術」。

所謂固態生物融合醱酵培養技術，是將不同菌種，同時

接種進入含有中藥材的培養基中，使形成混種培養。培養過程中，各菌種間會形成合作與競爭關係，有時不同菌種會互相補給營養成分給對方，使各個菌種更容易成長；但有時，彼此之間為了競爭相同營養成分，必須製造一些自我防禦物質以保護自己，這些防禦物質，包括：三萜類、固醇類及多醣體等。透過菌種複合培養，因競合共生刺激，導致菌絲體產生大量的三萜類、固醇類及多醣體。這個技術開發出的固態融合醱酵牛樟芝培植體，乃是由台灣森林紅寶石 —— 牛樟芝（*Antrodia camphorata*），中國神農本草經上藥 —— 靈芝（*Ganoderma lucidium*），日本防癌聖品 —— 巴西蘑菇（*Agaricus blazei*）及舞茸（*Grifora frondosa*）等，與其他中草藥複合共同醱酵培養而成的培植體，這種新型態菌絲體，與傳統液體或固體醱酵菌絲體不同，複合培養的結果，使共生菌絲體可產生豐富的三萜類與多醣體，其抗癌活性、免疫力提升，抗病毒能力及抗氧化活性等均獲得高度提升，是一種強效型的複合式菇蕈類共同醱酵產品。

第七章

牛樟芝的傳說與解答

　　牛樟芝相關產品，在國內產、官、學、研各界的共同努力下，已成為最被肯定的保健產品。由於高有效度及高知名度，使得投入牛樟芝生產的廠商非常多，原料的來源與產品的形式也變得多樣化，產品品質及價格差距更是非常大。在廠家自吹自擂的行銷手法下，使得消費者在選擇產品時莫衷一是，感覺非常困擾。

　　目前牛樟芝並沒有統一的品管標準，要分別產品的好壞的確不容易，再加上民間許多有關牛樟芝的傳說並不一定正確，需要更多的學理與科學化驗證，才不會誤導消費者。以下我們針對一些民間傳說，提出科學性的看法，提供消費者進行更深入的思考。

Q1高年份的牛樟芝比較好嗎？

Asn：牛樟芝子實體取得不易，價格也非常高，儘管市面上

已有許多菌絲體產品上市，但由於子實體效果，的確比菌絲體好很多，加上物以稀為貴的心理作用下，牛樟芝子實體還是供不應求，價格也越飆越高。

以前，一兩以上的子實體才有可能被採下山，價格大約每兩幾千元即可買到；現在，一兩以上的子實體，兩價格飆升到二萬元以上，若超過五兩以上不僅非常少見，且每兩價格更達到二、三萬元以上，這絕非一般人可負擔得起。

牛樟芝的功效的確很難有其他健康產品能與之比擬，但消費者真的需要花大錢才能買到好的產品嗎？年份高的大朵菇體，真的如業者宣稱比較有效嗎？買低年份的子實體，是否也具有保肝、抗癌的效果呢？這些都是消費者很想知道，也應該知道的資訊，但目前針對這些問題的相關研究相當少。

為了解開這個謎團，我們將不同年份的牛樟芝子實體，以有機溶劑萃取後，進行HPLC圖譜分析，及進行抑制人類癌細胞成長活性比較。結果發現，若只用酒精萃取一次，只要一年以上，菇齡子實體的次級代謝物成份總含量差距不大，但低於一年以下的子實體或菌膜，就相對比較差些。研究也發現，年份低的菇體，其次級代謝物成分，多集中在高極性區及非極性區域，隨著菇齡的增加，中、低極性區域的成份增加，原來分佈在極性及非極性區域的成份明顯下降，

這似乎意味著中、低級性成份，是由非極性區及高極性區的成份轉化而來，因此，才有如此明顯的消長現象（見彩頁圖二十五）。

　　證諸於之前討論的三萜類代謝途徑，萜類物質是由高極性的小分子物質，先組成極性度甚低的terpene類，接著，再經由氧化成為甾醇類。年份低的菇體，富含豐富的極性及非極性前趨物，隨著年份增加，這些前驅物會合成萜類代謝物，導致HPLC圖譜產生明顯消長。若以同比例的酒精進行第二次萃取，不同年份菇體的HPLC圖譜就出現明顯的不同，一年以下的菇體在第二次萃取時，萃取到的成份很少，但三年以上的菇體，還是能維持高濃度的萃取物。進行第三次萃取時差距會更大，僅有五年以上的菇體可萃得到成份。這樣的結果似乎暗示 ── 菇體的次級成份含量，隨著年份的增加而增加，年份越高，次級代謝物含量越多。但這種年份與代謝物的線性關係，有一個飽和點，當菇齡達到某一個年份時，成份含量就固定了，也就是說，牛樟芝的成份並非越老的越多。坊間許多公司，僅用一次萃取方式來與野生子實體比較，其差異性自然比較小，若能多萃取幾次，產品間的差異性就很容易顯現出來。

　　接著，我們利用抑制癌細胞生長活性，來做為比較產品功能性強弱的標準。結果發現，在第一次萃取時，HPLC圖

譜顯示，各個樣品的總次級代謝物含量差距不大，但在功能性評估上，就顯現出很大的差異性。年份越高的子實體萃取液，明顯比年份低的子實體萃取液抑制癌細胞效果強。一年以下的菌膜活性，約只有一年生以上子實體的一半，三年生的子實體又比一、二年生的子實體強一倍，三年以上的子實體，效果雖然不再呈倍數增加，但還是可看到中間的差別。這結果證實了，牛樟芝的活性與次級代謝的含量，與成份分佈有關，縱使子實體次級代謝物成份總含量差距不大，但隨著菇齡增加，原來分佈在極性及非極性區域的成份明顯下降，中、低極性區域的成份則顯著增加，年份高的菇體更有效，顯然與中、低極性的次代謝物含量更高有關。

　　進一步比較第二次及第三次萃取時，活性差距更為顯著。一年以下的菌膜第二次萃取後就幾乎沒有活性，一年以上菇體，第二次、第三次萃取液抑制癌細胞活性，隨著菇菌齡增加而增加，五年菇齡的活性達到最高峰，之後活性就不再隨著菇齡上升而上升。綜合以上結果，我們可以推論——牛樟芝子實體的功效，的確與菇齡有關，越老的菇體活性成份越多、抑制癌細胞的效果也越好，但到了一定年齡之後，次級代謝物的合成將停止，此後，抑制癌細胞效果其實與菇齡無關。

　　因此，一般民間傳說愈老、愈大的牛樟芝愈有效，只說

對了一半，五年以下的菇體的確愈老愈好，但十年以上的台斤級菇體，並不比兩級的菇體更有效。以治病的角度思考，消費者花更多的錢買大的菇體，並不一定能買到更有效的產品，但若以時間成本、稀有性及藝術價值的角度思考，天價的站菇還是有它歷史性的收藏價值，畢竟要長到十年以上的牛樟芝，是多麼的不容易，會花大錢買這樣珍品的人，應該不是為了治病，它的價值自然也非單純從藥效所能衡量。

Q2所謂「夢幻藥王」 ── 白牛樟芝比紅牛樟芝好？

Asn：一般人都以為，牛樟芝就是紅色的，故牛樟芝又被稱做「台灣森林的紅寶石」。這些年來，傳說有一種夢幻的白色變種牛樟芝 ── 白牛樟芝，數量比紅牛樟芝更少、效果更好，價格也比紅牛樟芝高許多，因此被稱為「夢幻牛樟芝」。

　　白牛樟芝是民間的傳說，真正看過的人很少，幾經傳播下，白牛樟芝被越傳越神奇，價格也越來越高，已到了有行無市的狀況。由於很少人親眼目睹過白牛樟芝，有些人認為事實上並沒有白牛樟芝存在，而是某些不肖業者編出來的謊言，以白靈芝來矇騙消費者。但另一方面，曾經使用過白牛樟芝的人又一再宣稱它的神奇療效，在資訊極端混亂之下，反而更增加了白牛樟芝的神秘感。

　　為了一探白牛樟芝神秘的面貌，筆者拜訪了許多中藥行、青草店與中醫師，都不得其門而入。我也曾多次到山地部，落探尋白牛樟芝的蹤跡，但仍無法一窺芳蹤。

　　在尋尋覓覓中，雖然無緣見到白牛樟芝身影，但由多位老中醫師口中證實了白牛樟芝的存在，尤以一位家住嘉義的老先生，提供的資料最珍貴。這位高齡九十幾歲的民間青草師告訴我第一手消息。

　　他說，二十多年前，他曾經利用一塊灰白色的牛樟菇，治癒一位食道癌患者，治療之前那一位患者的腫瘤有十公分大小，幾乎將整個食道塞滿，病人已經無法嚥食任何食物，只能靠打點滴維繫生命。原先他用自己常用的草藥配方治療，但未見任何效果，後來他改用紅牛樟芝熬汁灌食，病情也沒有改善的跡象，就在他即將放棄的時候，一位朋友從山上帶來一批藥材，有靈芝、桑黃、紅牛樟芝。其中有一塊菇體相當奇特，聞起來有強烈的樟香味，菇體形狀與牛樟芝很接近，但顏色是灰白色，與熟知的紅牛樟芝不同。他的朋友說，這可能是紅牛樟芝長期浸水的結果，許多中醫師認為，這是劣質品不願購買，於是朋友轉送給他。

　　當時，這位青草師使用牛樟芝已有多年經驗，算是牛樟芝的大行家。他仔細觀察這一片菇體，的確與一般紅色牛樟芝不同，當他拿在手上，彷彿有一股氣，順著手掌沿著手臂

上升，進入心、肺，之後分成兩股，一股往下降至胃、肝到達腹部，另一股往上經過氣管、食道直達鼻腔。也許是專業的直覺，使他相信這一片菇體可能可以治療那一位病人，於是，他將這一片菇留下，熬汁給病人服用。

奇蹟就這樣發生了，病人在短短兩個星期內，腫瘤大幅消退，由十公分縮小變成兩公分左右，精神、體力也恢復了。由於那一片白色菇體並不大，很快便服用完，之後他只好改用紅牛樟芝，一直維持了四年多，病人才因腫瘤再度復發過世。老先生說，他雖然不確定這是否是我找尋的白牛樟芝，不過他印象中的確是一塊灰白色，具有牛樟芝香味的菇體，由於藥效神奇，儘管已事隔多年，他仍記憶猶新。有了這樣寶貴的線索，縱然還未能親眼目睹白牛樟芝，但也加強了我認為白牛樟芝存在的信心。

找尋多年仍未有所獲，朋友知道我在找尋白牛樟芝，都主動幫我打聽消息，只要一有白牛樟芝的消息，他們都會打電話給我。有時，有朋友告知有白牛樟芝出現，但往往還沒見到，就已經被買走。大約四年前，有一位住在台東山區的王先生打電話來告訴我，有一片白色的菇體要賣，但不能確定是否為白牛樟芝，希望我上山看看。因為出現的地點位於偏遠山區，我請他先照相傳給我。相片傳到後仔細觀看，判斷應該是白靈芝，而不是白牛樟芝。

　　還有一次，也是朋友傳過來疑似白牛樟芝的相片，由照片看起來是牛樟芝沒錯，顏色為白色偏黃，有些像菇體被水浸過褪色的樣子。照片無法確認，就請朋友帶來現場看，後來發現，那是一塊被水泡過後採下的紅牛樟芝，菇體原有的紅色已大部分褪去，只在邊緣留下少部分的紅色。由於被水泡過，菇體質地鬆散、牛樟香氣味淡薄，入口僅有死苦味（僅有局部性苦，無法往四周散開），缺乏活菇體的擴散性香味，及侵入性苦味，因此判定，應該不是傳說中的白牛樟芝。

　　後來還有一次，朋友拿給我一片很薄的白牛樟芝，菇體呈白色帶點灰，表面具有牛樟芝特有的多孔性，牛樟香味道濃烈，我們試圖由這片菇體分離出菌種進行分析，但可能已經歷過多次的冷凍、解凍過程，菇體保存狀況很不好，最後並無法成功分離出菌種。不過由這一次的經歷，我幾乎可以確認，的確有白牛樟芝的存在。

　　儘管追尋了白牛樟芝多年未能有進展，但我一直不放棄。直到有一次，心血來潮在網路搜尋網站，打下「白牛樟芝」，網路上竟然出現一個討論白牛樟芝的部落格，如獲至寶之下打電話和對方聯繫，獲得的消息是的確有白牛樟芝，但價格不便宜。網路上騙人的消息很多，半信半疑之下，南下到高雄一探究竟，就這樣，圓了我許多年的夢想，親眼目

睹了白牛樟芝。住在高雄左營的阿興，研究牛樟芝有許多年的經驗，他的電腦裡有許多珍貴的牛樟芝圖片，有些市價超過三、四百萬，儘管無緣親眼一一目睹這些自然界的奇蹟，單看照片仍然令人感到非常興奮與嚮往。言談間，阿興由冷藏櫃中拿出一個盒子，小心翼翼地打開層層包裝材料，最後終於現出了，一塊灰灰的，帶有紅色鑲邊的白色菇體（見彩頁圖二十四），菇型與紅牛樟芝相同，香味與紅牛樟芝類似但更濃烈，撕下一點放在口中，香味與苦味立即於口中散發，沒多久感覺臉部發紅，頭有點發暈。

　　這是與追尋多年後與白牛樟芝的第一類接觸，不知是否因過度期待的心理因素，感覺如同中了樂透般，有點暈暈然。

　　阿興不愧是大行家，除了那一大片白牛樟芝之外，還有一些小片的白牛樟芝，尋找了那麼多年，竟然在不遠的高雄，就能看到這麼多的白牛樟芝，真可謂：「眾裡尋他千百度，驀然回首，那人卻在燈火闌珊處！」。

　　那一片大的白牛樟芝是阿興自己的珍藏品，他說，白牛樟芝真的是可遇不可求。這麼多年來，他看過許許多多的珍奇紅牛樟芝，但白牛樟芝也只見過幾次而已。像他目前擁有的這片白牛樟芝，與紅牛樟芝相比並不算大，但由於白牛樟芝成長非常緩慢，而且非常稀有，能長到這麼大已可謂是珍

品了。在百般懇求下，阿興大概有感於我追求學術真理的誠意，竟然大方的將他所有的白牛樟芝轉讓給我，連他珍藏多年的一塊，帶有白牛樟芝的牛樟木也轉讓給我們做研究（見彩頁圖二十五），這樣的胸襟讓我感動，也更確立我想要解開白牛樟芝之謎的心願。

在獲得珍貴的白牛樟芝後，我們將它與牛樟芝子實體以酒精萃取後，進行HPLC圖譜及抑制人類癌細胞成長活性分析。結果發現，白牛樟芝的HPLC圖譜中的總次級代謝物含量，比紅牛樟芝的含量高，年份高的白牛樟芝菇體，又比低年份的白牛樟芝，含有更多的次級代謝物。進一步比較紅、白牛樟芝HPLC圖譜可發現，白牛樟芝的次級代謝物成分，在中、低級性區含量遠較同年份紅牛樟芝為高，而這一區域的代謝物具有比較強的生化功能（見圖二十六）。我們進一步利用抑制癌細胞生長活性，來做為二者功能性強弱的比較。結果發現，同年份的白牛樟芝子實體萃取液，明顯比紅牛樟芝子實體萃取液效果更強，而高年份的子實體，也比低年份子實體顯現更高的抗癌活性。最後我們，將人類肺腫瘤細胞注入小鼠肺部內，以誘發肺腫瘤，在分別餵食白牛樟芝萃取液與紅牛樟芝萃取液，以進行實體腫瘤抑制功能測試。

經過六週實驗，餵食白牛樟芝萃取液小鼠的腫瘤大小僅為控制組的一半，餵食紅牛樟芝萃取液小鼠的腫瘤則為控制

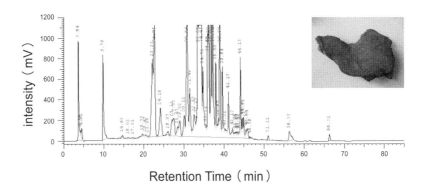

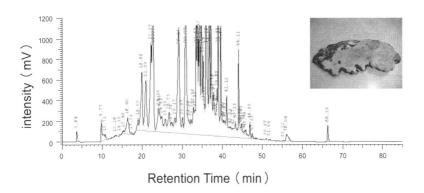

圖二十六：紅牛樟芝與白牛樟芝的HPLC圖譜比較

組的80%。綜合以上結果，我們可以推論 ── 白牛樟芝子實體的功效與成份，也和紅牛樟芝一樣與菇齡有關，越老的菇體成份越多、效果越好。而白牛樟芝的確也展現比紅牛樟芝更強的抑制腫瘤細胞成長活性，尤其在抑制實體腫瘤上的表現，白牛樟芝顯現更強的抑制效果。

經過一系列的實驗之後，我們確信白牛樟芝在某些腫瘤治療上的功效，的確比紅牛樟芝為佳，這個結果，應該和他含有比較多的活性次級代謝物有關。至於為何白牛樟芝含有比較高的次級代謝物，仍是個尚待解開的謎團，需要學、研單位投入更多的努力，才能解開。

除了我們的研究之外，台北醫學大學的鄭可大教授也曾分析過白色的牛樟芝。他從台灣苗栗、屏東、關西及花蓮等地山區，收集不同的牛樟芝樣品，然後以分子生物鑑別技術，分析各種品系牛樟芝的rDNA。結果發現 ── 應用rDNA的 ITS-1及ITS-2的序列分析，各牛樟芝樣品，其ITS-1序列相似度幾乎100％，差異不大；而ITS-2的序列相似度則在97％至99％之間。由這些結果可知，野生牛樟芝有不少變異種，但各變異種的親緣關係、分類、次級代謝物組成、生化功效等，都還不很清楚，這個謎題有待有興趣的學者解開。

Q3牛樟芝比其他藥用菇類具有更好的效果？

Asn：十多年前，台灣最流行的保健用菇類是靈芝，由於有悠久的使用歷史，及《本草綱目》的加持，加上直銷業者的推波助瀾，在當時，靈芝是唯一被肯定的藥用菇，每年為台灣創造數十億的產值，在台灣生技產業發展史上，佔據了非常重要的歷史地位。

隨著醫療產業的進步，越來越多的生技產品，在近十年被推入市場，慢慢地，靈芝的市場被稀釋掉。而且，經歷許多年的實際使用，靈芝在保健功效，並未能符合消費者的期望，靈芝的熱潮慢慢消退，大眾的注意力也就漸漸轉移到新興菇類上，牛樟芝就是繼靈芝之後，崛起的藥用菇類。

靈芝的有效成分，經學者研究結果為三萜類及多醣體，其中三萜類的，具有活化肝臟細胞酵素、抑制腫瘤細胞生長、降血壓、抑制血小板凝集等功效。牛樟芝剛被發現時，其外觀與苦味與靈芝相近，所以曾被誤認為是，台灣本土產的新種靈芝，後來經過學者研究，才予以正名。

和靈芝相類似，牛樟芝的主要生理活性成分，也是三萜類及多醣體，基本上，牛樟芝三萜類的生理功能，與靈芝三萜類非常相近，唯一的差別只在功效強弱及含量高低而已。

靈芝與牛樟芝都含有三萜類成分，但牛樟芝的功效約為

靈芝的十倍以上，這中間的差別，主要是三萜類結構的差異性。靈芝的三萜類主結構是羊毛甾烷類，而牛樟芝的三萜類則為麥角甾烷類，這兩種甾烷類結構上的差異，在第28及29碳上差了一個甲基，造成化學性質及生化性質上的差異。

麥角甾烷的三萜類結構物與動物體內的固醇類相近，因此更容易被動物細胞所吸收，進而引發更大的生理反應。靈芝的三萜類結構物，屬羊毛甾烷類，這類結構物與植物性膽固醇 —— 植醇類相類似，與動物細胞的親合力較低，因此效果較不明確。靈芝曾經是台灣最被看好的藥用菇類，也曾經為台灣的生技產業帶來希望，但由於缺乏詳細的學術研究支持，臨床應用上，也未能獲得令人滿意的效果，讓曾經引領風騷的靈芝慢慢走入歷史。

牛樟芝的出現，帶給台灣生技產業另一線生機，儘管現有的研究顯示，牛樟芝的效果比靈芝更有效，學術界對牛樟芝的支持，也比過去給靈芝的支持多很多，但這些都還不足以讓牛樟芝成為屹立不搖的產業，為避免牛樟芝步上靈芝的後途，我們應積極投入更多努力，將牛樟芝的功效、成分、製程、品管、品質認證等完全確立，使牛樟芝能受到更多人，尤其是國際人士的認可，如此才能為牛樟芝產業開創光明的未來。

除了靈芝以外，還有一種很容易與牛樟芝混淆的台灣原

生菇 —— 香杉芝（*Antrodia salmonea*）。香杉芝也是薄孔菌的一種，與牛樟芝屬同屬不同種。這種菇在濕的狀況下顏色偏黃，聞起來缺乏牛樟芝特有的牛樟香味。入口後味極苦與牛樟芝相類似，一般人並不容易分辨兩者的差別。早期採集香杉芝的人很少，野外的數量相當多，價格也比牛樟芝便宜很多。後來由於牛樟芝愈來愈熱門，常常有不肖業者利用香杉芝魚目混珠，當成牛樟芝販賣，導致許多不明就理的消費者受騙，間接使香杉芝背負牛樟芝贗品的惡名。

事實上，香杉芝與牛樟芝都屬於薄孔菌屬，它們的關係比靈芝與牛樟芝的關係更密切。香杉芝在功能上與靈芝或牛樟芝相近，基於這個理由，我們也進一步研究牛樟芝與香杉芝的差異性。我們利用HPLC圖譜分析其差異性，結果發現，香杉芝與牛樟芝都含有豐富的三萜類成分，香杉芝的次級代謝物總含量並不下於牛樟芝，但二者在成分間的比例分配，有明顯的差異（見圖二十七）。進一步以抑制腫瘤細胞生長模式，來評估其抑癌功效，實驗結果顯示，香杉芝抑制腫瘤細胞活性，比牛樟芝子實體低，但比牛樟芝菌絲體高。由這些初步實驗可推論，香杉芝在腫瘤治療的功效上，的確比牛樟芝弱，但由於未進一步在動物模式，或其他功能標的上進行分析，目前很難斷定香杉芝的商業應用潛力。

我們若由另一個角度思考，雖然牛樟芝比香杉芝的抗癌

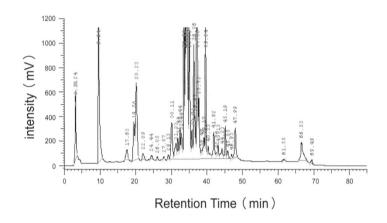

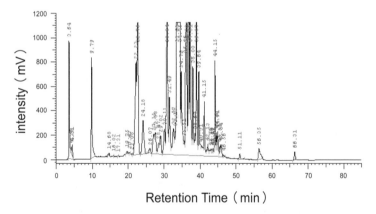

圖二十七：牛樟芝與香杉芝的HPLC圖譜比較

效果好，但也僅限於多年生的野生子實體，才能有如此強的功效，短期內人工栽培的牛樟芝，還很難達到野生子實體的效果。香杉芝的功效雖然較牛樟芝差，但其實與牛樟芝相類似，一般人並不容易分辨兩者的差別。早期採集香杉芝的人很少，野外的數量相當多，價格也比牛樟芝便宜很多。後來由於牛樟芝愈來愈熱門，常常有不肖業者利用香杉芝魚目混珠，當成牛樟芝販賣，導致許多不明就理的消費者受騙，間接使香杉芝背負牛樟芝贗品的惡名。

　　事實上，香杉芝與牛樟芝都屬於薄孔菌屬，它們的關係比靈芝與牛樟芝的關係更密切。香杉芝在功能上與靈芝或牛樟芝相近，基於這個理由，我們也進一步研究牛樟芝與香杉芝的差異性。我們利用HPLC圖譜分析其差異性，結果發現，香杉芝與牛樟芝都含有豐富的三萜類成分，香杉芝的次級代謝物總含量並不下於牛樟芝，但二者在成分間的比例分配，有明顯的差異（見圖二十七）。進一步以抑制腫瘤細胞生長模式，來評估其抑癌功效，實驗結果顯示，香杉芝抑制腫瘤細胞活性，比牛樟芝子實體低，但比牛樟芝菌絲體高。由這些初步實驗可推論，香杉芝在腫瘤治療的功效上，的確比牛樟芝弱，但由於未進一步在動物模式，或其他功能標的上進行分析，目前很難斷定香杉芝的商業應用潛力。

　　我們若由另一個角度思考，雖然牛樟芝比香杉芝的抗

癌效果好，但也僅限於多年生的野生子實體，才能有如此強的功效，短期內人工栽培的牛樟芝，還很難達到野生子實體的效果。香杉芝的功效雖然較牛樟芝差，但其實與牛樟芝相距不算遠，若能投入更多的研究，在牛樟木取得困難的情況下，説不定，香杉芝會是繼牛樟芝之後，另一個明日之星。

市場上，另一個備受矚目的藥用菇是桑黃。桑黃，學名鮑氏層孔菌，拉丁學名：*Phellinus lintues*，寄生於野生桑樹的多孔菌，屬針裂蹄蘑菇，主要分布於台灣、日本、中國、菲律賓、澳大利亞、北美、中南美等地。

桑黃只生長在活的桑樹上，但並非所有的桑樹都可被桑黃附著。桑黃寄生在活的桑樹幹上，有如黑色的瘤一般，質地堅硬，彷彿樹幹的變形物。桑黃子實體具有抑制腫瘤細胞、提高免疫力、抗突變作用、抑制尿酸生成、抗微血管生成、抑制肝纖維化、清除自由基等多種藥用功效，目前人工栽培不易獲得子實體。

亞洲包括我國、日本及韓國等國家的生技業者，都以深層醱酵培養菌絲體，由於菌絲體與子實體所含成分仍有顯著差異，消費者還是以購買野生子實體，以水熬煮後食用居多。桑黃含有多醣體、落葉松酸、脂肪酸、麥角甾醇及三萜類等多種藥用成分。多醣體是生物體基本的結構，及儲存能量用的聚合物，在生物程序中扮演重要角色，如細胞間的辨

識，寄主和微生物間的交互作用，且具有促進細胞分裂的生物活性。多醣體主要是以 β（1-3）為骨架，β（1-6）為側鏈之葡萄聚醣（β-（1-3）-D、β-（1-6）-Dglucan）聚合物為主。所以，桑黃價值的高低是以 β-（1-3）-D及 β-（1-6）-D葡聚醣的含量多寡來判定。桑黃的 β-（1-3）-D葡聚醣及 β-（1-6）-D葡聚醣，僅含於子實體中。

這幾年來，在韓國及日本的大力鼓吹下，桑黃已取代巴西蘑菇，成為日本最流行的保健產品。國內外許多學者依據腫瘤細胞模式，或誘導癌症小鼠模式，證實桑黃具有很優秀的抗癌活性，這些生理活性與其多醣體含量有關。儘管許多國內外的動物或細胞研究，支持桑黃在抗腫瘤上的功效，然而在實際的臨床應用上，桑黃抗腫瘤效果仍不如牛樟芝明確。

若單獨使用在腫瘤治療上，桑黃對國人好發的肝癌、肺癌、乳癌、子宮頸癌等的效果有限，唯有在大腸癌、胃癌等消化道癌症，有較明確的效果。若將牛樟芝與桑黃合併使用，則桑黃可明顯減低單獨使用牛樟芝，所造成胃部的不舒服，對腫瘤病人的消化系統，具有很好的保護效果。

桑黃的動物實驗結果，與臨床功效上的落差，主要來自於試驗模式的設計不當，以致實驗結果無法實際反應人體使用時的狀況。目前，常被使用的抑制癌症活性評估，是採取

腫瘤細胞生長抑制模式加以評估。誠然在體外實驗，具有抑制腫瘤細胞成長的物質，可以推測其具有潛在的抗癌活性，但腫瘤細胞畢竟是在脫離活體的狀態下進行培養，離體成長狀態與實際活體狀態有很大差距，因此，不能將活體外實驗結果，直接武斷地解釋為具有抗癌活性。有些學者利用誘導癌症小鼠來進行活體評估，其結果可信度較高，但因癌症小鼠的腫瘤，與人體實際發生的癌症，誘發因素不一定相同，因此，在腫瘤小鼠觀察到的實驗結果，仍需小心地加以詮釋，以免誤導消費者。

這些年來，許多學者紛紛投入食、藥用菇類的研究，一時間，菇類產品成為最具抗癌潛力的健康食品，這對菇類產品的推廣貢獻良多，但也容易因為對研究結果的不當詮釋，使許多消費者在百般期待下，使用這類產品，最後反而失望以終。巴西蘑菇、舞菇的前車之鑑不遠，研究藥用菇、蕈類的學者應更小心的解讀研究結果，以免對消費大眾造成無心的傷害。

Q4僅有野生的子實體才算是真的牛樟芝？

Asn：十多年前牛樟芝正式被學界發布其功效開始，牛樟芝已成為台灣產值最大的保健用菇。由於市場的強烈需求，不

同的牛樟芝培養技術也陸續被開發出來，市場上的牛樟芝產品種類繁多、功效參差不齊、價格極端混亂，一般消費者很難判斷產品的價值與優劣。

依原料生產方式不同，目前市面上牛樟芝產品可分為－野生子實體、人工培育子實體、人工培育非牛樟木子實體、固態培養子實體、固態融合醱酵培植體、固態醱酵菌絲體，及液態醱酵菌絲體等。野生子實體，是由採集者到山上採收野外牛樟木上的子實體，採收期約在每年的五月到十月之間，尤其在夏天時產量最多，價格也相對便宜。野生子實體價格依菇體大小及新鮮度區分，薄片菇體從每兩三千到五千不等；厚一點的肉菇則每兩六千元起跳到一萬元之間；單片超過一兩以上的中型菇體，價格通常到達每兩一萬二千元以上；型態完整的粒仔菇則無一定行情，每兩至少在一萬五千元以上；若是一斤級以上的大型站菇就屬收藏品級，一般都是由買賣雙方直接議價。

由於牛樟芝市場的熱絡，這些年來，有許多人工培植的子實體出現，這類子實體的培植方法分成三大類，第一種是將牛樟木鋸下後，集中在偏遠的山區培育子實體。由於生長環境與野生子實體相同，其價格與品質與野生子實體相類似。不過，由於培育時間較短的關係，一般比較少見多年生大型菇體。另外，由於有法律上的爭議，一般人並不容易看

到這些培植場產出的子實體。第二種方式，是將長有牛樟芝的「菌木」運至山下培養。由「菌木」培養出來的子實體，外觀與野生子實體相近，由肉眼觀察及氣味比較，並不容易判斷其差別，市場價格與野生子實體無差異。第三種人工培育子實體，是將牛樟芝菌種植入「非菌木」的牛樟木中培育，這種培育技術歷史不長，培植出來的菇體通常屬薄片，三年以上的肉菇並不多見。由於菇體較小，賣相較差，通常製成膠囊或萃取液販賣。

為了使牛樟芝子實體的生長速度加快，有些培育者利用各種不同的生物技術來促進菇體的生長。例如，有些人將培育溫度控制在室溫以上，以保持子實體全年皆可生長；有些人將培養基注入牛樟木中，使牛樟芝吸收到營養豐富的培養基，成長速度自然增快很多；還有些人將生長因子注入牛樟木中，以促進菇體的成長。利用現代生物科技的方法，的確可以提高子實體的生長速度，但這類菇體的外形、色澤及氣味，都與野生子實體有相當大的差異，在傳統牛樟芝子實體的市場並不受歡迎，一般都只能製成膠囊或萃取液販賣。

隨著技術的進步，利用非牛樟木培育子實體的技術，也被開發出來，只要經過適當處理，幾乎所有樹種都可以長出牛樟芝子實體。若單純由外觀來看，非牛樟木培育出來的子實體顏色偏橘黃色，氣味濃烈但較不持久。菇體表面的孔較

大、密緻度不夠，烘乾之後與牛樟木生長的子實體差異性更大，在子實體市場的評價比較差，價格一般賣得比較低。單純由產品功效及賣相來看，非牛樟木培育出的子實體缺乏競爭力，但若從大量化及生態保育的觀點來看，利用非牛樟木培育牛樟芝，其實是一條可以使牛樟芝國際化的道路。

縱使由非牛樟木培育出來的子實體，與野生的菇體尚無法相比，但因培植用的木頭來源不虞匱乏，儘管功效仍不如野生子實體，但仍比其他非子實體的醱酵產品好很多。若非牛樟木子實體的生產成本可再下降，子實體的功效可再提升，這個新技術的未來競爭力將無限。

還有一種子實體的培育方式，是用洋菜培養基或固態培養基誘發子實體的產生。洋菜培養基培育子實體的技術，是由張東柱博士所發明，這個技術的原創性十足，但大量化技術的穩定性仍有待改進，若能投入更多的研究，未來的應用價值不可小覷。

還有一種利用固態太空包栽培牛樟芝子實體的方法，也被開發出來。嚴格來說，由這種方法培育出來的牛樟芝，是界於子實體與菌絲體之間的過渡期，有些可分化為多孔狀的子實體，有些則是呈膜狀的細密菌絲。將這類產品與子實體比較，單純由成分圖譜分析，其間的差異並不是很大。但若進行全頻譜分析，個別產品的次級產物成份分布，其實有很

大的差異。進一步用功能性評估結果比較，這類子實體功效強度，還是與段木子實體有段不小差距，這應該是此技術未來必須繼續努力的地方（見圖二十八）。

　　除了子實體之外，近年來市場普及度最高的產品是菌絲體，這是由價格及功效之間採取一個平衡之後的結果。不可否認的，牛樟芝還是以子實體的效果最佳，民間過去的使用經驗也都是以子實體為主。這些年來，學術單位陸續投入牛樟芝的功能性研究，一般都是以菌絲體為研究對象。由眾多的活體外研究結果顯示 —— 牛樟芝的菌絲體，在抑制腫瘤細胞成長活性、抗發炎活性、免疫調控活性等，都獲得極高的評價。另一方面，動物實驗也證實，牛樟芝菌絲體具有抑制腫瘤成長、抑制肝炎病毒複製，及保護動物的化學性肝功能損傷等功效。

　　儘管菌絲體抑制腫瘤效果，無法與子實體相比，但牛樟芝菌絲體在肝臟機能保護、抗發炎與抑制黑色素的產生，與子實體差距不大。先天上，菌絲體的培育環境，無法與段木子實體相比擬，尤其是液態醱酵環境，給予牛樟芝的液態張力太大，導致牛樟芝只能大量產生多醣體來調節張力。液態菌絲缺乏細胞分化，因此，液態菌絲體的三萜類含量比天然子實體含量少，效果也比較弱。另外，固態環境可以降低液態張力，培育時間比較久，菌絲體可進行部分細胞分化，通

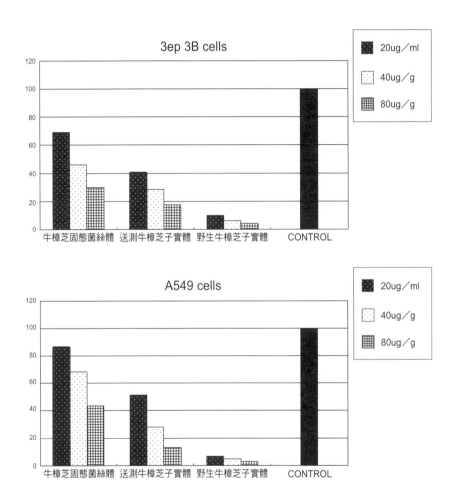

圖二十八：野生子實體，人工栽培子實體與固態菌絲體
抑制腫瘤細胞生長之比較

常固態菌絲的效果會比液態菌絲好。不過由於固態菌絲體的分化不完全，其次級代謝物的含量與種類，與子實體的差異性很大，效果也比子實體差。但固態菌絲體培養技術容易、設備簡單、生產成本低，若能在培育條件上多下工夫，固態菌絲體仍可以成為子實體以外的另一個選擇。

　　台灣的牛樟芝市場已被區分為金字塔頂尖市場，及普及化市場兩類。在子實體的栽培技術還沒有突破性發展之前，子實體的價格仍將居高不下，對預算高且急需牛樟芝救命的人，價格再高也不是問題，但對一般人而言，子實體價格會是種沈重的負擔。因此，子實體培育技術的改進，將是所有研究牛樟芝的先進、同好需努力的目標。

　　除此之外，菌絲體的生產廠家，也要朝技術升級的方向邁進。目前超過80%的消費者使用菌絲體產品，因此，菌絲體在保護消費者健康的貢獻上，比子實體更大、也更重要。基本上，菌絲體與子實體並非處於競爭狀態，反而是處於互補狀態。菌絲體生產業者應一步一步提升產品品質，使其品質盡量接近子實體，如此才能讓一般消費者消費的起，造福廣大的消費群。

　　子實體業者則應解決大量化培育的問題，使更多病人可以在較少的負擔下，接受到子實體帶來的好處。其實，並非只有子實體才算是真的牛樟芝，只要是由牛樟芝菌種培養

出來的產品，都是真的，差別只在功效與價格之間的連動關係。

　　牛樟芝業者應將實際訊息披露給一般大眾了解，由消費者依實際需求及經濟狀況，購買適用的產品，如此才能使牛樟芝的功效發揮到最大，也能造福更多人。

Q5牛樟芝沒有明顯副作用，適合男女老少長期服用？

Asn：台灣人普遍肝臟機能較差，工作壓力大、三餐飲食不正常，很多人常感覺身體不適，但到醫院又檢查不出毛病，這就是一般所謂的「亞健康狀態」。

　　牛樟芝在消除疲勞，提升肝臟功能方面，是目前同類產品中效果最明確的，在學界背書及商業行銷的推波助瀾下，牛樟芝已取代靈芝，成為國內接受度最高的保健菇類產品。效果明確的牛樟芝的確值得推廣，但目前所有的學術研究，都只探討它的功效與優點，牛樟芝的可能副作用、正確的服用方法，及是否適合長期食用等問題，卻未見討論。若無法明確交代這些事項，長期以往，萬一出現一個不可預期的副作用事件，將可能使牛樟芝重蹈巴西蘑菇的覆轍，後果很難想像。

其實，舉凡具有強烈藥性的產品，通常也具有相對的副作用，使用上就必須更加小心。牛樟芝具有很強的抗氧化及抗發炎效果，就是一般中醫所宣稱的「清熱解毒」功效。若以中醫的藥性分類，牛樟芝屬寒涼性藥物，短期服用具有很好的抗發炎效果，對現代人因飲食不當，或長期疲勞所造成的慢性肝炎，具有很好的保健效果。但若長期服用，將造成體內自由基濃度下降過度，導致體質轉寒，免疫力下降。在實際臨床使用上，有幾種服用牛樟芝後產生的不良反應，值得我們注意。

一般最常看到的現象是 —— 服用後產生胃痛、胃脹氣，嚴重者甚至有胃痙攣現象。尤其是早上空腹服用者，徵狀較明顯，這是牛樟芝的寒涼特性所造成。一般有此徵狀的人，通常是胃部或消化系統有發炎或潰瘍的現象，由於胃部表面細胞太過敏感，絨毛組織受到牛樟芝刺激後，產生收縮現象。若是牛樟芝作用在消化道潰瘍的部位，嚴重者甚至會出現出血狀況。

這些年流行生機飲食，許多人一大早就空腹飲用大量生鮮蔬果汁，據說可以加速身體排毒。以現代人過度攝食動物性蛋白的角度來看，適度的增加植物性食物攝取，的確有益體質的改變，但直接進食大量生鮮食材，將會導致消化器官溫度下降，尤其是胃部溫度下降最明顯。胃相當於我們人體

的烹調器，食物進入人體後，需靠胃部加以腐熟後才能被小腸吸收，要將食物煮熟需要溫度，溫度太低食物自然很難消化。早上是一天能量啟動的開始，經過一整夜的禁食，身體能量已下降至臨界低點，需要靠豐富的早餐加以啟動，一整天才會有足夠的能量，中國人一向很注重早餐的營養。

牛樟芝本屬寒性物質，早上空腹食用雖然可以增加吸收效率，但會降低胃部溫度，使胃部受到很大的刺激，尤其是長期有胃病的人（胃寒者）刺激效應更大，因此，切忌空腹服用牛樟芝，以免引發胃疾，甚至胃出血。

第二種可能發生的不良反應是，大量服用牛樟芝造成的「寒凝」現象，對於大病後體質較弱的人，或先天體質虛寒的婦女最為明顯。尤其是在秋冬時，切忌一次大量服用牛樟芝，以免因「寒凝」造成手腳冰冷，甚至導致經期不順、經痛等現象。

牛樟芝具有很強的抗自由基能力，一方面能幫助有發炎徵狀的人，消除過量的自由基（尤其是NO），可解除發炎帶來的不適感。但另一方面，自由基與血液循環動力及血管的擴張有關，體內自由基過度被移除時，就會造成血液循環不良，導致末梢微血管血流量不足，這就是中醫所謂的「體寒氣虛」現象。

其實中醫講求的是「陰平陽祕」的治病邏輯，從前人營

養較差，一般人身體體質普遍偏虛寒（氣不足），所以古代人較講究進補。現代人剛好相反，常常飲食過量，且作息不正常，一般人體質普遍偏實（火勝），因此，現代人應比較講求洩火（即消炎）。牛樟芝的洩火本質的確是調節現代人火旺的最佳保健品。

但不論是過去所謂的「火」，或是現代所謂的「自由基」，都是身體完成生理代謝不可或缺的驅動力。火氣（自由基）原本不是問題，只有當火太大或太小時才會造成病狀。火太大時，溫度太高會造成發炎；火太小時，溫度太低會阻礙新陳代謝的進行。自由基太多時會造成身體過氧化；自由基不足時，體內氧化還原反應不完全，新陳代謝速率下降。

現代人的「火象」是虛實夾雜，有過食甘肥的實火，也有過勞疲憊的虛火。實火來自於新陳代謝加速產生的過量自由基反應，導致體溫升高，而服用牛樟芝可消除過多的自由基，可以有效降低體溫過高的疲憊徵狀。虛火來自於身體器官過度運作，所造成的磨擦發熱現象。有虛火的人，初期服用牛樟芝會想睡覺，這是身體想藉著休息，來降低器官虛火的自然修復反應，經過一個星期到十天之後，疲憊感會慢慢消失，身體就會恢復正常。還有一種長期疲憊，虛火非常旺的人，服食牛樟芝後會感覺愈來愈疲倦，即使休息一段時間

後也未見改善。有這樣情況的人，就是所謂「陰虛火旺」，根據中醫的治療原則，需先「補其母」，此時就不能再服用牛樟芝洩肝火，而是必須先由「補腎氣」著手。

第三種可能發生的不良反應，是長期服用牛樟芝造成「免疫力下降」現象。一般人以為菇、蕈類富含多醣體，具有提升免疫力的效果，因此推論牛樟芝應該具有提升免疫力的功效。實驗研究也發現，由牛樟芝萃取出來的多醣體，的確具有提升非特異型免疫的功效，然而民間的應用經驗上，有些人長期服用牛樟芝，反而變得比較怕冷，也容易感冒；有些接受化學治療或放射線治療的腫瘤患者，剛開始服用牛樟芝，會降低副作用，但長期服用高劑量，反而會增加血液感染的機率這些都是免疫力下降的現象。

為何長期服用反而導致免疫力下降呢？實驗研究與臨床應用有不同的結果，消費大眾應該如何看待這兩種相互矛盾的結果？

其實牛樟芝的多醣體的確具有提升免疫的功能，而牛樟芝的次級代謝產物（如三萜類）則具有去除自由基，以致削弱免疫的功能。利用菌絲體醱酵而得的牛樟芝產品，其多醣體成分含量高，但次級代謝物含量則較低，因此免疫提升的效果較強，但保肝、抗腫瘤的功能較差。相反的，子實體的多醣體含量低，而三萜類含量高，抗發炎的效果較強，但相

對的，降低免疫力的效果也比較明顯。剛經歷化學治療或放射線治療的腫瘤患者，可藉由子實體的攝取，大大地降低因化療或放療引起自由基過多的傷害，但歷經被抗癌藥物或放射線摧殘的病人，他們的免疫力已非常低下，若再過度使用牛樟芝子實體產品，反而會損傷更多的免疫細胞，造成更大傷害。所以，適度的控制牛樟芝的使用量，才能使病人獲得最大的保障。

Q6如何食用牛樟芝，才能減低副作用？

Asn：牛樟芝有副作用的觀念，一般業者比較少提及，主要是因為怕引起社會大眾對牛樟芝的疑慮，進而對銷售業績造成傷害。但若希望牛樟芝產業能長長久久，給予社會大眾最正確的訊息，是所有牛樟芝研究者或生產者必須盡的社會責任。大眾愈了解牛樟芝的好與壞，就愈能正確使用牛樟芝，對牛樟芝的信心也會更強。只單方面的強調牛樟芝的優點，不願面對牛樟芝的缺點，對社會大眾是種不負責任的態度，萬一有些人因不了解正確使用方法而造成傷害，對牛樟芝產業的傷害反而更大，巴西蘑菇的殷鑒不遠，有識之士更應避開錯誤，以免歷史重演。

　　牛樟芝的效果相當明確，相對的，對人體的影響也比較

大，服用時更應注意服用方法及劑量，以降低副作用的發生機率。

　　牛樟芝的前處理方法，會直接影響藥效與副作用，一般是將子實體剪成小片，投入開水中水煮。在高溫之下，中、高極性的三萜類成分會溶於水，分次服用牛樟芝茶湯，即可獲得效果。這種方法的優點是方法簡單，一般人在家裡就可自行處理。有些三萜類屬難溶於水的低極性成分，這些成分往往具有極強的抗癌效果，但即使使用滾燙的開水，還是無法將這些成分萃取出，因此傳統煮食方法，無法使牛樟芝發揮最大的功效。不過有趣的是，因為煮食方法的萃取效率較低，煮開後的茶湯中三萜類含量也低，儘管效果較差，但相對的，也比較不容易因食用過量出問題。第二種方法是用酒精浸泡，尤其是用酒精度50%以上的高粱酒泡製，效果最佳。浸泡過牛樟芝的酒，原本就富含低極性的三萜類成分，具有很強的生理活性，再加上酒精具有加速血液循環的功能，直接服用這種牛樟芝酒，吸收速度很快，作用也強。但這種製備法，對於胃部發炎的人刺激性大，並不適合不會喝酒，或身體虛弱的病人。基於這個原因，有些生技公司將牛樟芝經酒精萃取後，製成濃縮液，或烘乾後製成膠囊產品。製成的牛樟芝產品活性成分含量高，服用方法簡單，劑量控制容易，效果明顯。但另一方面，也常因藥效強，若不慎服

用過量，比較容易造成問題。

　　牛樟芝對人體的傷害，主要是因單次服用劑量太高造成的急性中毒，或服用期過長所導致的慢性中毒現象。儘管細胞及動物實驗已證實，牛樟芝對人體並無傷害，但劑量太高時，還是會對動物的肝、腎造成負擔。過去的臨床經驗很少見到牛樟芝中毒事件，一方面是因牛樟芝價格高，很少人可以大量且長期的食用，另一方面，因過去的水煮方法無法將牛樟芝的成分完全浸泡出，即使大量服用，也鮮少出問題。

　　這幾年來，由於技術的進步，人工培育或醱酵的牛樟芝產品已大量化生產，雖然產品的藥效比子實體差，但因價格便宜，產品容易取得，因過度食用牛樟芝產品，造成的傷害案例，也時有所聞。服用過量牛樟芝所產生的副作用，是根源於它的主作用 ── 消除自由基及細胞生長的抑制活性。去除自由基可保護細胞，免受過度氧化的傷害，但也容易造成自由基氧化活性不足、細胞能量缺乏、免疫力下降（氣虛）。另外，三萜類雖具有抑制腫瘤細胞的特異性，但濃度過高時也會抑制正常細胞生長。尤其是用現代科技萃取、濃縮製成的產品，內含有較多的非極性三萜類（油溶性），這些成分藥理活性強，且易累積於體內脂肪細胞中不易排除，長期大量服用，容易導致慢性中毒現象。

　　正確的牛樟芝服用方法，避免一次服用太高劑量，絕

不可為了提高藥效而自行增加服用量，以免未蒙其利先受其害。而業者也不能為了市場競爭，不斷提高產品濃縮程度或增強藥效，以避免消費者使用過量。在方向上，提高產品的效能是對的，但中草藥最困難的地方是劑量的控制，西藥的成分單純，且歷經嚴謹的人體試驗，服用西藥的人，都能遵從醫生的指示用藥，絕少有人會自作聰明的加減藥量。但中草藥缺乏精確的臨床數據，服用的人往往會自行增減劑量，每一家公司生產的產品劑量與成分，也未標準化，因而服藥中草藥過量產生藥害的機率，比西藥大很多。

使用牛樟芝另外要注意的是，服用一段時間後，要停一段時間再繼續。「藥就是毒，毒就是藥」，舉凡有藥效的物質一定有副作用。儘管牛樟芝的副作用很小，短期服用看不出對人體的傷害，但長期服用後累積的效應，對人體還是有傷害的。還好，牛樟芝的成分很容易被身體代謝掉，通常連續服用三個月後，停一個星期到十天，即可讓身體免於藥物累積所造成的傷害。若服用牛樟芝一段時間後感覺身體變虛弱，有畏寒、胃痛、經血凝塊、視力模糊等徵狀出現時，除了降低劑量或停藥以外，還要吃一些補氣的食物，例如：黃耆、枸杞子、大棗，甚至人參等，都是很好的補氣食品，可將服用牛樟芝過度所造成的氣虛（免疫力下降）現象予以修正。

　　另外還有一個值得注意的是 ── 牛樟芝暝眩反應的判斷。

　　大多數人服用牛樟芝的初步反應，精神會變好，體力也會增加，口乾舌燥的現象會明顯改善。現代人常常作息不正常，該休息時不休息，身體器官在持續操勞下，就會產生慢性發炎現象，這就是中醫所謂「火象」，事實上就是體內氧化壓力高，自由基過多的現象，牛樟芝具有清除自由基的能力，服用後肝火被澆熄，精神自然獲得提升。

　　但有些人服用後，反而會感覺很疲倦，很想睡覺，有這種狀況的人，通常是長期過度疲勞，身體未能獲得適度休息，細胞能量愈來愈低，長期以往，細胞會因過度消耗而產生虛火現象，這種「火象」是屬細胞過度活動，津液補充不足的乾燒現象。要解決這個問題，就必須先讓細胞的活動慢下來。服用牛樟芝後，肝臟細胞的虛火被壓制下來，細胞自我修復機能被活化，為了補足肝臟細胞長期消耗的能量，睡眠是當下最好的選擇。因此，只要依據自己身體的實際需求，好好休息及睡覺，一陣子之後，精神、體力就會慢慢恢復。但假若嗜睡的徵狀一直沒改善，甚至有其他如胃絞痛、手腳冰冷、容易感冒、視力模糊的情況合併出現，表示肝臟細胞已虛弱到無法抵抗牛樟芝的寒涼藥性，甚至已有腎臟病變的疑慮，此時最好停止使用牛樟芝，先將腎的機能提升，

再慢慢解決肝的問題。這種治療原則就中醫的「虛則補其母，實則洩其子」，腎為肝之母，子肝陰虛就要先補母腎。身體疲勞有時是肝火旺引起的，有時則是腎虛引起的，過去常常聽說有些人喝了清肝降火的中草藥最後導致洗腎的案例，這便是未能適當辨證造成的結果。牛樟芝的效果比一般青草藥更強，服用時更應謹慎小心。

　　服用牛樟芝另一個可能的激烈暝眩反應是 ── 服用後有些人會身體發癢、起疹子。有這樣情況的人通常是肝臟有慢性藥物中毒的病史。牛樟芝會促進肝臟細胞的解毒功能，有些毒素由毛孔排出，表皮細胞受到毒素的刺激，就會有皮膚搔癢的現象。另一種可能的狀況是，有些人對牛樟芝過敏所引起的反應，到底是暝眩反應或是過敏反應，有時很難辨明。以中醫的角度而言，菇、蕈類屬陰性食物，比較容易造成過敏反應，原因是菇類產品富含多醣體，可以激活免疫反應，但對過敏體質的人來說，過度的活化免疫機能，會誘發過敏反應。牛樟芝子實體或固態菌絲體多醣體，含量不高，誘發過敏的機率較小，但若服用的是液態醱酵的牛樟芝產品，則引發過敏現象的機會就高很多了。牛樟芝的暝眩反應比較激烈也比較複雜，若不能掌握何者為暝眩反應？何者為副作用？很容易因為誤判而導致傷害。目前針對牛樟芝毒副作用的研究相當少，這對牛樟芝的推廣並不是件好事，國內

的產、學、研單位應多投入資源進行毒副作用相關研究，以提供消費大眾正確的牛樟芝服用概念，降低消費者因資訊不足導致食用不當所造成的傷害。

| 第八章 |

牛樟芝產業的未來

　　牛樟芝產業,是集合台灣生技界的菁英,在產、學、研單位的全力支持下,才能獲得如此的成功。儘管牛樟芝在台灣的知名度非常高,是一個足以代表台灣生技產業的代言商品,但牛樟芝產品在國際市場上的行銷,仍有待努力。也許「新藥」才是許多人心目中的生技明星,政府與大型生技公司也都是著眼在新藥開發。新藥開發是否是台灣生技業該走的路,還有很大辯論空間的同時,我們或許可參考韓國在生技產業的經驗。

　　韓國生技發展的狀況和台灣差不多,在投入生技新藥研發的幾十年歷程中,韓國雖未曾開發出屬於自己的新藥,但韓國政府與民間,並未放棄將傳統草藥產品國際化的夢想。經過多年努力,韓國的「高麗人參」,已成為最能代表國家生技實力的商品。「高麗人參」每年為韓國帶來的外匯利益並不輸任何一個新藥。同樣的,桑黃並非原產於韓國,但韓

國投入大量研發，使桑黃成為繼巴西蘑菇之後，在日本最受歡迎的保健產品。牛樟芝在保健上的價值，絕不輸人參或桑黃，如何使牛樟芝成為國際化產品，應是國內所有牛樟芝有關的人士，應該努力深思的問題。

　　依個人淺見，未來牛樟芝產業有以下幾個地方需大家共同努力完成：

（1）突破法規限制，在保育與牛樟芝子實體產業，取得一個平衡點。

　　儘管利用醱酵技術，已可大量化取得牛樟芝菌絲體，但還是以牛樟木栽培的子實體效果最好。由於保育法及成長速度慢的緣故，野生子實體取得愈來愈困難，然而，台灣民間早已開發出段木植菌栽培技術。過去十年間，許多牛樟木被偷運至山下私藏培育子實體，礙於保育法，大家都私底下偷偷做，有許多牛樟木已長出品質很好的子實體，木頭擁有者不敢張揚，即使市場有需求，也不敢大量販賣，以致子實體市場永遠供不應求。於是有些山老鼠就鋌而走險，繼續盜採牛樟芝或牛樟木，造成保育困難。其實最好的保育策略，並非僅消極的以法律禁採，而是應積極的鼓勵大量植樹。牛樟木是高經濟價值的樹種，政府若能鼓勵種植牛樟木，幾十年之後台灣又將到處都是牛樟木了。

以現有鼓勵造林的補助，並無法引起一般人的興趣，也許可立法讓私藏牛樟木材的人就地合法，但條件是以種植牛樟木，來換取法律寬恕，可讓那些隱藏在黑暗中的牛樟木重見天日，也可使牛樟木重現生機。另外，法律也應考慮，允許將過去遺留在山上的牛樟枯木或伐木剩下的牛樟樹頭搬運到山下出售，參加標售的人除了標金以外，還需包括允諾種植牛樟樹才能競標。各方面全盤的配套之下，相信牛樟樹將很快成為既能代表台灣，又不虞絕種的保育典範。

（2）提升段木栽培及子實體培育技術，以加速子實體產業量產化。

　　子實體的市場價值及國際化潛力，是所有牛樟芝產品中最具有發展性的，儘管目前牛樟木來源有限，但若能將所有藏在民間的木頭，及留在山上的樹頭予以合法化，則保守估計，應有數千公噸的木頭可以培育牛樟芝，每年可產出約十公噸的牛樟芝子實體，市場價值接近十億，要達到這樣的產業規模，段木栽培技術需要進一步深化。

　　目前，已有許多人擁有多年的植菌經驗，也有一些學界人士投入段木栽培技術研究，但法律問題尚未解決，大家都不願意將培育技術公開，導致技術的擴散與傳承很慢。

　　儘管擁有牛樟木的人很多，但大都無法發揮實際的生產

效能，以致牛樟芝產出效率低、生產周期長，對牛樟木的需求大，自然就引發牛樟木盜採問題。

要解決牛樟木保育問題，禁採只是消極手段，更積極的手段，應是降低牛樟木的需求。只要牛樟芝的市場在，要用禁採的方式完全根絕牛樟木的盜採，無異是緣木求魚。積極手段，是除了提高牛樟木子實體的生產效率外，更應積極投入非牛樟木的植菌與栽培技術研發。非牛樟木經過適度處理後，即可長出牛樟芝子實體。目前非牛樟木牛樟芝，在次級代謝物的含量與生理活性方面，還是不如純正的牛樟芝，不過，這並非代表非牛樟木培育牛樟芝技術不可行，而是提醒我們，應該花更的精神去提升它的技術水準，突破現有的困境。

以巴西蘑菇為例，在原產地，巴西蘑菇只能生長於野外有馬排泄物的地方，日本人引進後，以稻草取代馬糞，獲得很大的成功，但那過程並非是一蹴可幾，而是經過許多年的失敗，才獲得最後的勝利。儘管現在看起來，非牛樟木培育的效果比較差，但若能投入更多研究，也許有一天可以取代牛樟木，成為牛樟芝最好的培育材料，屆時，就是牛樟芝產業真正能國際化的開始。

韓國的人參產業，也是在政府，學術及產業一同攜手之後，才能躍身為世界化商品，韓國能，台灣為什麼不能呢？

（3）建立牛樟芝培育的GAP標準，及產品品質認證標準。

目前牛樟芝的產品大約可分為子實體及人工培養的菌絲體。子實體又分為野生子實體、人工栽培子實體，及人工栽培非牛樟木子實體。菌絲體則分為液態菌絲體、固態菌絲體，及固態培養擬子實體（菌膜）。

一般而言，野生子實體或人工栽培子實體，多以新鮮的菇體出售，非牛樟木子實體因與野生子實體差異大，則多以乾燥後的子實體或磨成粉末裝成膠囊出售。從前，子實體都是由山上採集，野生菇體的產品較易辨識，價格依其菇形、大小、重量、氣味、色澤等來判定。現在，有許多人工栽培的子實體出現，為讓子實體長得快，有些人會在段木中加入促進生長的化學物質，這樣培養出來的菇體很大、色澤鮮豔，由外觀看，若非行家，一般消費者不容易分辨。

由牛樟木培育出的子實體單價非常高，有些人將非牛樟木培育出來的子實體充當野生子實體販賣，企圖矇騙消費者。雖然新的技術培育牛樟芝，是一條必須要走的路，以現有技術生產的產品與野生子實體相比，品質還是有一段差距，因此，價格也應比野生子實體便宜。若能將價格降低，並誠實告知消費者產品來源，由消費者依實際需求選擇產品，相信大眾都願意接受這類新的生物科技產品。假若未明確告知消費者，甚至想魚目混珠讓消費者花大錢購買，不但

缺乏職業道德，也有故意誤導的嫌疑。

　　人工培育方式均屬各家的秘密，各家的培育方式不同，產品品質差異性大，有些善於行銷的公司，應用商業手法大肆宣傳，在各吹各的號情形之下，消費者無所適從，品質與製程都很難標準化。因此，牛樟芝產業的相關人員應屏除私心、集思廣益，共同建立牛樟芝子實體培育的標準SOP，使消費者能安心購買。

　　其次，需要建立品質認證標準。

　　無論子實體或菌絲體產品，目前都沒有品管標準，子實體尚且可由外觀加以判定，但裝在膠囊的菌絲體產品，則無法評估其真實性及價值性。目前，並沒有一套客觀的牛樟芝產品品質評鑑標準，及認證制度，儘管許多人號稱自家產品中，含有多少百分比多醣體，或多少百分比的三萜類云云，但沒有檢驗標準，消費者僅能依據含糊不清的宣傳說詞，去判斷產品的價值性，至於成分含量的真實性，就更不得而知。要讓牛樟芝真正成為國際化商品，建立一套標準化的產品品質認證制度，是刻不容緩的課題。

　　建立一套客觀公正的品質認證制度，對消費者與生產者都有很大幫助。以目前牛樟芝的成分及生物活性研究成果來看，牛樟芝中具有生理活性的指標三萜類成分，可當做評估品質好壞的依據。不過，三萜類的標準品不易取得，哪一

類的三萜類成分才具有活性也還有爭議，為避免業者各說各話，由具有公信力的政府機關、財團法人或學術單位，共同訂定一套產品檢測標準，依有效成分的含量，訂定牛樟芝產品的分級標準。有了檢驗標準可以依循，牛樟芝的業者得以依據標準提升品質，使產品由價格競爭導入良性的品質競爭，對優良的生產者具有正面激勵作用，對消費者也有保護作用。唯有如此，才能讓「台灣森林紅寶石」不斷發光，使牛樟芝成為代表台灣保健產業的金字招牌。

（4）加強牛樟芝的有效成份鑑定及安全性試驗。

　　這十年來，牛樟芝的相關研究已非常多，但大多集中在細胞或動物模式上的研究，人體臨床應用上的研究相當少，有效成分的研究資料也不多。儘管大家都以三萜類及多醣體來當做牛樟芝的有效成分，但實際上，牛樟芝真正的有效成分是什麼？目前並不十分清楚。

　　若只考慮在台灣販賣，籠統的三萜類或多醣體名詞，或許可以讓消費者接受，但若考慮到國際化，目前牛樟芝的研究還是太薄弱。到目前為止，若仍無法明確交代什麼才是有效成分，想要說服歐、美、日等國家接受牛樟芝產品，幾乎是不可能的。

　　除此之外，牛樟芝長期食用的安全性，也受到很多質

疑。牛樟芝並非屬有明確記載的傳統藥物，也尚未被認定為GRAS，目前僅在台灣被認定為食品，但要到其他國家上市時，都因提不出相關的安全數據而被拒絕。台灣在生藥的研究相當強，要分離及鑑定牛樟芝的成分並不困難，要試驗牛樟芝的長期安全性也很容易，但是這工作需要花費很多的經費與人力，一般生技公司沒有足夠的資源可以投入，急需政府的資源協助。若能以產業聯盟的方式，集合有興趣的公司共同投入研發，一部分的研究經費由廠商集資，另一部分的經費由政府出資，大家群策群力，把牛樟芝當作共同的事業打拼，這樣牛樟芝才有發光、發熱的前景。

（5）大量復育牛樟木，重建牛樟木傳奇。

　　牛樟木是上天賜予台灣的無價之寶，全世界適合植物生長的森林那麼多，但牛樟木僅僅選擇寶島台灣，當作唯一的原生故鄉。在我們的祖先還沒大量移民到台灣之前，牛樟木的祖先就選擇了這裡定居。當島上的人口快速增加，它們的祖先替我們的先民提供遮風避雨的地方；當島內經濟大幅起飛，它們替我們的上一代賺取了大量的外匯；最後歷經滄海桑田，飽經人類欺負、蹂躪的殘存身軀，仍提供我們不治之症的解藥。現在，利慾薰心的貪婪人類，甚至只寄望趕快將碩果僅存的牛樟木盜伐下山賣錢，而不去思考沒有了它們，

上天是否還會再給我們另一次醫治絕症的機會？當我們一再歌詠牛樟芝的神奇療效時，是否還記得這是牛樟樹，用它數千年的生命所換來的。當我們全力研究牛樟芝的醫療效果時，也應分部份的心力，進行牛樟木的復育工作。

比之於牛樟芝的研究，牛樟木的復育研究顯得簡單很多，但問題是誰願意投入這項吃力不討好的工作？這是政府的責任？還是牛樟芝業者的責任？沒有了牛樟木的牛樟芝產業，是否還算是一種傳奇呢？無論牛樟芝產業未來如何發揚光大，無論未來子實體是否還需要牛樟木才能培育，牛樟木的復育代表的是一種「飲水思源」的傳統思想，更是種「生態保育」的現代人文素養。

期待有一天，牛樟芝產業成為另一種「台灣之光」，而牛樟木的復育成功故事，成為另一個「台灣奇蹟」。

國家圖書館出版品預行編目資料

台灣國寶 —— 牛樟芝／李順來. -- 初版. -- 新北市新店
  區：世茂, 2009.11
    面； 公分. --（生活健康；B343）

  ISBN 978-986-6363-23-8（平裝）

  1. 靈芝

414.34   98018044

生活健康 B343

台灣國寶 —— 牛樟芝

作　　者／李順來
主　　編／簡玉芬
責任編輯／簡玉珊
美術編輯／江依玶
出 版 者／世茂出版有限公司
負 責 人／簡泰雄
登 記 證／局版臺業字第564號
地　　址／(231)新北市新店區民生路19號5樓
電　　話／(02)2218-3277
傳　　真／(02)2218-3239（訂書專線）、(02)2218-7539
劃撥帳號／19911841
戶　　名／世茂出版有限公司
　　　　　單次郵購總金額未滿500元（含），請加50元掛號費
酷 書 網／www.coolbooks.com.tw
排　　版／江依玶
製　　版／辰皓國際出版製作有限公司
印　　刷／祥新彩色印刷公司
初版一刷／2009年11月
　　八刷／2017年8月

定　　價／220元

合法授權・翻印必究